N. Hildebrand

Injektionen – leicht gemacht

Injektionen – leicht gemacht

Dr. med. Nikolaus Hildebrand

4. überarbeitete und erweiterte Auflage

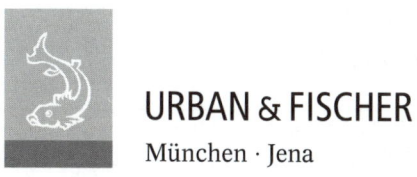

URBAN & FISCHER

München · Jena

Zuschriften und Kritik an:
Urban & Fischer, Lektorat für Medizinstudenten, Karlstraße 45, 80333 München

Anschrift des Verfassers:
Dr. med. Nikolaus Hildebrand
Schnurrgasse 4
79423 Heitersheim

Wichtiger Hinweis für den Benutzer
Die Erkenntnisse in der Medizin unterliegen laufendem Wandel durch Forschung und klinische Erfahrungen. Herausgeber und Autoren dieses Werkes haben große Sorgfalt darauf verwendet, dass die in diesem Werk gemachten therapeutischen Angaben (insbesondere hinsichtlich Indikation, Dosierung und unerwünschter Wirkungen) dem derzeitigen Wissensstand entsprechen. Das entbindet den Nutzer dieses Werkes aber nicht von der Verpflichtung, anhand der Beipackzettel zu verschreibender Präparate zu überprüfen, ob die dort gemachten Angaben von denen in diesem Buch abweichen, und seine Verordnung in eigener Verantwortung zu treffen.

Die Deutsche Bibliothek – CIP-Einheitsaufnahme
Der Titelsatz für diese Publikation ist bei Der Deutschen Bibliothek erhältlich.

ISBN 3-437-45650-4

Um den Textfluss nicht zu stören, wurde bei Patienten und Berufsbezeichnungen die grammatikalisch maskuline Form gewählt. Selbstverständlich sind in diesen Fällen immer Frauen und Männer gemeint.

Programmplanung: Dr. med. Dorothea Hennessen
Lektorat: Dipl. Med.-Päd. Ingrid Fritz
Herstellung: Cornelia Reiter
Satz/Layout: Laupp & Göbel, Nehren
Druck und Bindung: Laupp & Göbel, Nehren
Zeichnungen: Henriette Rintelen
Umschlaggestaltung: prepress ulm GmbH, Ulm

Aktuelle Informationen finden Sie im Internet unter der Adresse:
Urban & Fischer: http://www.urbanfischer.de

Vorwort zur 4. Auflage

Die erste Auflage 1983 war in erster Linie für medizinisches Hilfspersonal gedacht. Es zeigte sich bald, dass dieses Büchlein auch bei Medizinstudenten großes Interesse hervorrief. Selbst Kollegen war es zu Beginn ihrer klinischen Tätigkeit hilfreich. Deshalb habe ich in der jetzt vorliegenden 4. Auflage Abschnitte über Bluttransfusionen und intraartikuläre Injektionen sowie über die in der Notfallmedizin gebräuchlichen Techniken der intratrachealen und intraossären Injektion neu aufgenommen.

Das Buch wendet sich aber trotz der neu hinzugekommenen, weiterführenden Abschnitte an Anfänger.

Die Erfahrung zeigt, dass eine korrekte Injektionstechnik im Alltag auf Station und in der Arztpraxis die Ausnahme darstellt. Dieses Büchlein, das in jede Kitteltasche passt, soll helfen, Injektionen richtig auszuführen und Komplikationen zu vermeiden.

Dennoch kann auch eine praxisnahe Darstellung praktisches Üben unter sachkundiger Anleitung nicht ersetzen. In diesem Buch wurde deshalb versucht, besonders jene Kleinigkeiten ins Blickfeld zu rücken, die beim „Lernen am Modell" oft zu wenig Beachtung finden.

Die vierte Auflage erscheint nun beim Verlag Urban & Fischer. Bei den Mitarbeitern des Verlages möchte ich mich für die tatkräftige Unterstützung bedanken. Meinen besonderen Dank möchte ich der Lektorin, Frau Dipl. Med.-Päd. Ingrid Fritz für ihre engagierte Hilfe aussprechen. Auch Frau Dr. med. Dorothea Hennessen für die Programmplanung, Frau Cornelia Reiter für die Herstellung und Frau Henriette Rintelen für die zahlreichen Zeichnungen bin ich zu Dank verpflichtet.

Ich hoffe, dass der vorliegende Band für seine Leser auch in der Zukunft eine erste Richtschnur beim Erlernen der wichtigsten Injektionstechniken sein wird. Für Kritik und Anregungen bin ich dankbar.

Heitersheim, im Frühjahr 2001   Dr. med. Nikolaus Hildebrand

Inhaltsverzeichnis

1.	**Blutentnahme**	1
1.1	Blutglukose-Bestimmung aus Kapillarblut	1
1.1.1	Wahl der Einstichstelle	2
1.1.2	Technisches Vorgehen	3
1.1.3	Hygiene	4
1.2	Arterialisiertes Kapillarblut für Blutgasanalyse	5
1.3	Die venöse Blutentnahme	6
1.4	Die arterielle Blutentnahme	7
1.4.1	Allgemeine Hinweise zur Punktion von Arterien	8
1.4.2	Punktion der Arteria radialis	9
1.4.3	Punktion der Arteria femoralis	10
1.4.4	Komplikationen bei der arteriellen Blutentnahme	12
2.	**Injektionen**	14
2.1	Vor- und Nachteile	14
2.2	Infektionsgefahren bei Injektionen	15
2.2.1	Hepatitis B	15
2.2.2	Hepatitis C	18
2.2.3	HIV-Infektion, AIDS	18
2.3	Vorbereitung von Injektionen	20
2.3.1	Kanülen	20
2.3.2	Spritzen	22
2.4	Die praktische Ausführung einer Injektion	23
2.4.1	Anordnung von Injektionen und Patientenaufklärung	23
2.4.2	Allgemeine Regeln für die Durchführung von Injektionen und Infusionen	24
2.4.3	Medikamentenkontrolle	26
2.4.4	Aufziehen von Medikamenten aus Ampullen	28
2.4.5	Dosierung von Flüssigkeiten in Injektionsspritzen	32
2.5	Vorsichtsmaßnahmen bei Injektionen	35
2.6	Die intrakutane Injektion	36
2.7	Die subkutane Injektion	38
2.7.1	Besonderheiten bei der Insulininjektion	43
2.8	Die intramuskuläre Injektion	45
2.8.1	Die ventrogluteale Methode nach HOCHSTETTER	46
2.8.2	Die Crista-Methode nach SACHTLEBEN	47
2.8.3	Die LANZ- und WACHSMUTH-Methode	49
2.8.4	Die Quadrantenmethode	50
2.8.5	Injektion in den Oberschenkel	51
2.8.6	Injektion in den Oberarm	52
2.8.7	Komplikationen der intramuskulären Injektion	58

2.9	Die intravenöse Injektion	59
2.9.1	Lokalisation	59
2.9.2	Durchführung	61
2.9.3	Tipps bei schlecht tastbaren Venen	66
2.9.4	Komplikationen bei der intravenösen Injektion	67
2.9.5	Besonderheiten bei der intravenösen Gabe von Zytostatika	71
2.10	Die intratracheale Injektion	73
2.10.1	Lokalisation	74
2.10.2	Durchführung	75
2.11	Die intraossäre Injektion	76
3.	**Die Punktion von Gelenken**	78
3.1	Praktische Voraussetzungen	78
3.1.1	Behandlungsraum	78
3.1.2	Vorbereitung des Patienten	79
3.1.3	Arzt und Assistenzpersonal	80
3.1.4	Vorbereitung der Injektion	80
3.1.5	Verhalten nach der Injektion	81
3.1.6	Vorgehen bei Verdacht auf eine Gelenkinfektion	81
3.2	Injektion in das Schultergelenk	82
3.3	Injektion in das Ellbogengelenk	84
3.4	Injektion in das Handgelenk	85
3.5	Injektion in das Hüftgelenk	86
3.6	Injektion in das Kniegelenk	87
3.7	Injektion in das obere Sprunggelenk	88
4.	**Die Infusion**	90
4.1	Periphervenöse Infusionen	90
4.1.1	Das Infusionsbesteck	90
4.1.2	Infusionsflaschen	92
4.1.3	Zubehör für eine Infusion	92
4.1.4	Schwierigkeiten bei der Infusion	97
4.1.5	Gefahren der Infusionstherapie	98
4.1.6	Mischen von Lösungen	101
4.1.7	Inkompatibilitäten und Interaktionen	102
4.1.8	Infusionspumpensysteme	104
4.1.9	Parallelinfusionen	107
4.2	Das Legen von Venenverweilkanülen	108
4.2.1	Braunüle®	110
4.2.2	Zentrale Venenkatheter (ZVK) – Kavakatheter	113
4.2.3	Implantierbare Portsysteme	117
4.3	Die subkutane Infusion	120

| 5. | **Die Bluttransfusion** | 123 |

| 6. | **Der anaphylaktische Schock** | 128 |

7.	**Juristische Aspekte**	131
7.1	Juristische Aspekte der Injektion, Infusion und Blutentnahme	131
7.1.1	Körperverletzung	131
7.1.2	Delegation	133
7.1.3	Anordnungs-, Durchführungsverantwortung	134
7.2	Richtlinien für Impfungen und Blutentnahmen	135
7.2.1	Richtlinie I	135
7.2.2	Richtlinie II	136
7.2.3	Richtlinie III	136
7.3	Abfallbeseitigung	137

1. Blutentnahme

1.1 Blutglukose-Bestimmung aus Kapillarblut

Während sich die Bestimmung anderer Laborparameter trotz vereinfachter Technik (z. B. Reflotest®) insbesondere aufgrund des hohen Preises je Test nicht auf breiter Basis durchsetzen konnte, findet sich die Blutglukosebestimmung aus Kapillarblut als Standardverfahren nicht nur in Arztpraxen und in Krankenhäusern.

Sie hat, insbesondere durch die intensivierte Insulintherapie, auch bei der Selbstmessung der Blutglukosewerte durch den Patienten wesentlich an Bedeutung gewonnen.

Als weiteres Anwendungsgebiet wird sich in Zukunft möglicherweise die Quickwert-Selbstbestimmung von Patienten unter oraler Antikoagulanzientherapie (z. B. Marcumar®) durchsetzen. Seit 1995 sind kleine, den Blutglukosetestgeräten vergleichbare Messgeräte verfügbar, die mit Einmaltestträgern und Kapillarvollblut arbeiten und vom Patienten selbst bedient werden können. Untersuchungen zeigen, dass die Qualität der Antikoagulation bei Patienten mit Quickwert-Selbstmessung deutlich besser ist als bei Patienten, die vom Arzt eingestellt werden.

Vorteile

- Technisch einfach
- Von Laien durchführbar
- Wenig Zubehör notwendig

Nachteile

- Nur geringe Blutmengen verfügbar
- Plasma und Serum nur schwierig herstellbar

1 Blutentnahme

1.1.1 Wahl der Einstichstelle

Ohrläppchen

Vorteile

- Diese Methode ist für den Patienten weitgehend schmerzfrei.
- Sie erspart empfindlichen Patienten den Anblick ihres eigenen Blutes und vermindert dadurch die Kollapsgefahr.

Nachteile

- Das Ohrläppchen ist schwieriger zu erreichen.
- Bei einer stärkeren kapillaren Blutung droht die Verschmutzung der Kleider des Patienten.
- Ein Pflaster ist etwas umständlicher anzubringen.

Fingerkuppe

Wählen Sie hierzu nach Möglichkeit den Ringfinger der nicht bevorzugten Hand, also bei Rechtshändern die linke und bei Linkshändern die rechte Hand. Vermeiden Sie den häufig vom Patienten angebotenen Zeigefinger.

Vorteile

Die Hand ist leicht zugänglich und kann gut gelagert werden.

Nachteile

- Die Fingerkuppen gehören zu den empfindlichsten Körperstellen überhaupt und enthalten zahlreiche Tastsinneskörperchen.

  ! Stechen Sie deshalb nie in die Fingerbeere, sondern immer in die Seite der Fingerkuppe.

- Die Infektionsgefahr ist im Bereich der Hand mit ihrem ständigen Kontakt zu keimbesiedelten Gegenständen größer als am Ohrläppchen.

Ferse

Die Kapillarblutentnahme aus der Ferse ist nur bei Neugeborenen und Säuglingen üblich. Sie wird für die Screeningtests auf Stoffwechselstörungen (Hypothyreose, Phenylketonurie) eingesetzt.

1.1.2 Technisches Vorgehen

Folgende **Materialien** sind vorzubereiten:
- Tupfer
- Benötigte Geräte
- Teststreifen
- Abwurfbehältnis für gebrauchte Lanzette
- Sterile Lanzetten
- Pflasterstreifen

Kontrollieren Sie:
- Verfallsdatum der Teststreifen
- Übereinstimmung von Chargennummer der Teststreifen und Geräteeinstellung

Vergewissern Sie sich, dass **die geplante Einstichstelle:**
- Sauber
- Weder entzündet noch ödematös
- Gut durchblutet ist

Eine **Desinfektion der Haut** ist bei der kapillären Blutentnahme in der Regel **nicht notwendig**.

PRAXIS

Stechen Sie mit der sterilen Lanzette schnell und ohne zu bohren senkrecht in die Haut ein.

! **Bedenken Sie, dass ein zu zögerliches Einstechen den Patienten nur vordergründig schont.**

Sobald Sie zur Gewinnung eines ausreichend großen Blutstropfens pressen oder quetschen müssen, verfälscht dies die Messwerte. Unter Umständen müssen Sie sogar nochmals neu einstechen, wenn die gewinnbare Blutmenge nicht ausreicht.

1.1.3 Hygiene

Eine Desinfektion der Haut, von vielen Autoren schon bei der subkutanen Injektion für unnötig erachtet, ist bei der kapillären Blutentnahme verzichtbar.

MERKE

Der Patient sollte sich vor einem Einstich in die Fingerbeere allerdings die Hände mit Seife waschen.

- Sollten Sie die Einstichstelle dennoch desinfizieren, so müssen Sie sie vor der Punktion vollständig abtrocknen lassen. Bei den geringen Blutmengen, die zudem mit der Haut der Punktionsstelle in direkte Berührung kommen, können schon geringe Desinfektionsmittelreste die Testergebnisse verfälschen (Verdünnung, Veränderung der Testsubstanz).

- Während bei der Blutglukose-Selbstmessung durch den Patienten für diesen selbst natürlich keine Infektionsgefahr besteht, drohen bei der Durchführung durch andere Personen bei einem Stich mit der gebrauchten Lanzette dieselben Gefahren wie bei Kanülenstichverletzungen (Hepatitis, AIDS). **Gebrauchte Lanzetten** gehören deshalb weder auf den Labortisch noch zurück auf das Tablett oder in die ursprüngliche Verpackung, sondern unverzüglich und **direkt** in ein **spezielles Abwurfgefäß**, wie es auch für Injektionskanülen üblich ist. Sie gehören niemals ungeschützt in Papier(!)körbe oder einfache Abfallsäcke aus Plastik.

! Auch die kleinen Teststreifen lassen sich problemlos in der Kanülensammelbox entsorgen.

Ein Pflaster auf der Einstichstelle schützt nicht nur den Patienten vor Verschmutzung oder Infektion der Einstichstelle, sondern auch andere vor dem direkten Kontakt mit kleinen Blutstropfen, die noch kurze Zeit nach Punktion aus der Einstichstelle austreten können.

1.2 Arterialisiertes Kapillarblut für Blutgasanalyse

Um wiederholte Punktionen großer Arterien zu vermeiden, kann für regelmäßige Blutgasanalysen arterialisiertes Kapillarblut verwendet werden.

PRAXIS

Hierfür werden Ohrläppchen oder Fingerbeere mit Hilfe einer stark hyperämisierenden Salbe (z. B. Finalgon® extra stark) bestrichen, die anschließend 5 bis 10 Minuten einwirken muss.

- Ohrläppchen gründlich abwischen

- danach mit einer Lanzette, wie sie auch für die normale Kapillarblutentnahmen verwendet wird, punktieren

- das Blut luftblasenfrei in Mikrokapillaren aufziehen und unmittelbar anschließend untersuchen

---

Aufgrund der nicht genau definierten Einwirkungszeit sowie der im Bereich des Kapillarsystems stark schwankenden Durchblutungsverhältnisse streuen die mit arterialisiertem Kapillarblut gewonnenen Ergebnisse stärker als die Werte, die aus dem Blut großer Arterien bestimmt wurden.

! Die Methode kann bei Patienten mit Kreislaufzentralisation (z. B. Schock, starker Blutverlust, Unterkühlung) nicht verwendet werden.

Für Routineuntersuchungen auf Intensivstation oder in der pneumologischen Diagnostik stellt sie jedoch eine für den Patienten schonende Alternative zur Punktion von A. radialis oder A. femoralis dar.

1.3 Die venöse Blutentnahme

Je nach gewünschter Untersuchung werden verschiedenfarbige Röhrchen verwendet, in die das abgenommene Blut eingefüllt wird. Es gibt zwei Systeme. Die **Sarstedt-Monovetten** entsprechen der Europäischen Norm. Das zweite System sind **Vacutainer**, die eine andere Farbcodierung haben (US-Norm).

Die **Sarstedt-Monovetten** sind Plastikröhrchen mit Kolben. Diese werden auf eine Injektionsnadel oder mittels Adapter auf einen Butterfly aufgesetzt bzw. angeschlossen. Beim Punktieren der Vene sollte das erste Röhrchen schon mit der Nadel verbunden sein.

Prinzipiell unterscheidet sich die venöse Blutentnahme nicht wesentlich von der intravenösen Injektion. Die Technik ist ausführlich in den Kapiteln 2.9.1 bis 2.9.3 beschrieben. Wenn Sie im Anschluss an die Blutentnahme nicht injizieren wollen, können Sie auch die Venen der ulnaren Ellenbeugenseite nehmen, falls andere Venen schwer zu finden sind.

 Machen Sie dies jedoch auf keinen Fall zur Regel!

PRAXIS

Öffnen Sie nach der Venenpunktion den Stauschlauch nicht!

- Lassen Sie das Blut langsam abtropfen (je nach Zweck z. B. in Glas- oder EDTA-Röhrchen) oder ziehen Sie es langsam mit der Spritze ab (**Vorsicht:** Hämolyse!).

- Öffnen Sie erst anschließend den Stauschlauch.

- Falls Sie im Anschluss an die Blutentnahme (in dieser Reihenfolge) noch ein Medikament injizieren wollen, verfahren Sie weiter wie bei der intravenösen Injektion angegeben (→ Kap. 2.9.1).

- Wenn notwendig, immer **zuerst Blutentnahme, dann Injektion von Medikamenten!**

Bedenken Sie, dass bei bestimmten Blutabnahmesystemen (z. B. Vacutainer®) besondere Adapterzwischenstücke notwendig sind und bei deren Wechsel das ansonsten semigeschlossene System geöffnet werden muss (Handschuhe benutzen!).

Bei einzelnen Blutuntersuchungen können sich durch längeres Stauen Änderungen der Laborwerte ergeben.

Hier ist es unter Umständen auch bei der venösen Blutentnahme ratsam, den Stauschlauch unmittelbar nach der Venenpunktion zu öffnen und das Blut dann, allerdings wesentlich langsamer, in ein Auffanggefäß tropfen zu lassen oder aufzuziehen.

Muss Blut in mehrere verschiedene Auffanggefäße abgenommen werden, empfiehlt sich oft der Einsatz eines Butterfly-Systems mit flexiblem Ansatzschlauch.

Beschriften Sie die Röhrchen vor der Blutentnahme oder kleben Sie die in größeren Labors üblichen Barcode-Etiketten auf. Sammeln Sie auf keinen Fall blutgefüllte Abnahmeröhrchen verschiedener Patienten vor ihrer Beschriftung und versuchen Sie nie, unbeschriftete Röhrchen durch ihre Lage auf dem Abnahmetablett bestimmten Patienten zuzuordnen!

1.4 Die arterielle Blutentnahme

Die **Punktion** großer **Arterien** stellt in der Praxis sicher die **Ausnahme** dar und wird, da vergleichsweise schwierig, fast ausschließlich von Ärzten durchgeführt.

Sie dient einerseits der **Gewinnung arteriellen Vollbluts** zur Untersuchung des Säure-Basen-Status, andererseits können nach Punktion großer Arterien Katheter für **Untersuchungen** des **Herz-Kreislauf-Systems** (z. B. Linksherzkatheter) und der großen Gefäße eingeführt werden. Diese Katheter dienen einerseits der Einbringung von Medikamenten, z. B. bei arteriellen Durchblutungsstörungen, oder von Kontrastmitteln zur Röntgendarstellung. Andererseits können verengte Gefäßstellen mit Hilfe besonderer Ballonsonden auch therapeutisch aufgedehnt werden (Dotter-Technik).

In der Regel wird für den arteriellen **Zugang** im Bereich der oberen Extremität entweder die **A. radialis** am Unterarm oder die **A. cubitalis** in der Ellenbeuge benutzt, im Bereich des Beines wird üblicherweise die **A. femoralis** unterhalb des Leistenbandes punktiert.

1.4.1 Allgemeine Hinweise zur Punktion von Arterien

Für die **Punktion von Arterien** sind **zwei** unterschiedliche **Techniken** üblich:

- Bei der **offenen Punktionsmethode**, bei der steriles Abdecken und die Verwendung steriler Handschuhe unabdingbar notwendig sind, wird die Arterie mit einer Kanüle direkt punktiert. Sobald das Gefäß getroffen wurde und arterielles Blut pulssynchron aus dem offenen Kanülenende ausströmt, kann dann eine Spritze aufgesetzt oder ein Katheter eingeführt werden. Diese Methode wird insbesondere dann benutzt, wenn sich zur Einführung eines Katheters die Diskonnexion des Systems ohnehin nicht vermeiden lässt.

- Bei der geschlossenen **Punktionsmethode**, wie sie insbesondere bei der Blutentnahme für die Blutgasanalyse verwendet wird, bleibt die Punktionskanüle mit der Spritze während der gesamten Punktion verbunden. Hier reichen eine sorgfältige Reinigung und Desinfektion. Als Alternative zu Einmalspritzen aus Plastik, deren Stempel aufgrund des großen Reibungswiderstandes nicht durch den arteriellen Blutdruck allein zurückgeschoben werden, können hierfür Spezialspritzen aus Glas mit eingeschliffenem Stempel verwendet werden. Diese sind so leichtgängig, dass nach erfolgreicher Punktion der arterielle Blutdruck ausreicht, um die Spritze selbstständig mit Blut zu füllen. Dies erleichtert die Punktion, bedeutet aber durch die notwendige Reinigung und Sterilisation der Spritzen einen zusätzlichen Aufwand.

PRAXIS

Hinsichtlich der **Wahl der Kanülengröße** sind **zwei gegenläufige Aspekte** zu berücksichtigen:

- Ist die Kanüle **zu groß**, verstärkt dies die Gefahr von Nachblutungen und vergrößert aufgrund der stärkeren Traumatisierung der Arterienwand das Thromboserisiko.

- Ist die Kanüle **zu klein**, fehlt das pulssynchrone Ausströmen des Blutes nach erfolgreicher Punktion, und es wächst das Risiko, das Gefäß zu durchstechen.

Für die Punktion der A. radialis haben sich Kanülen der Größen 12 und 14 bewährt, bei Punktionen der A. femora-

---

lis können auch größere oder Spezialkanülen für die Ka-
thetertechnik verwendet werden.
Für eine Blutgasanalyse (BGA) kann außer einer speziellen
BGA-Spritze eine heparinisierte 2- bis 5-ml-Spritze genom-
men werden.

Auf einen luftdichten Abschluss ohne Luftblasen nach der Punk-
tierung achten, z. B. Kanüle direkt an Konus auf fester Unterlage
umknicken.

1.4.2 Punktion der Arteria radialis

Die A. radialis wird regelmäßig zur Pulstastung benutzt und ist an
der radialen Beugeseite des Handgelenks in der Regel leicht tastbar (Abb. 1.1).
Besonders vor **wiederholten Punktionen**, bei denen das Risiko
eines thrombotischen Arterienverschlusses stark ansteigt, muss
vorab geklärt werden, ob die A. ulnaris tatsächlich vorhanden ist,
als anatomische Normvariante fehlt oder verschlossen ist; sonst
ist bei einem Verschluss der A. radialis die Durchblutung der
Hand nicht mehr gesichert. Dies kann doppelsonographisch geschehen oder durch den Allen-Test: A. radialis und A. ulnaris
werden komprimiert. Nach ca. 1 Minute blasst die Hand ab.
Wird die Hand nach Freigabe der A. ulnaris nicht rasch rosig, ist
die A. ulnaris verschlossen, und die A. radialis darf nicht punktiert werden.

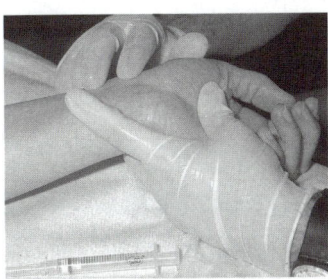 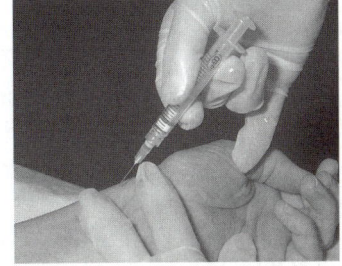

Abb. 1.1 Punktion der A. radialis.

PRAXIS

Überstrecken Sie das Handgelenk:

- Palpieren Sie die A. radialis.

- Desinfizieren Sie die Punktionsstelle gründlich.

- Legen Sie den Zeigefinger proximal der Punktionsstelle auf die A. radialis und fixieren Sie distal mit dem Daumen die Haut.

- Punktieren Sie in einem Winkel von 30° unter leichtem Sog. Schieben Sie nicht zu schnell vor; oft spüren Sie, wie die relativ feste Arterienwand durchstochen wird.

- Nach Abschluss der Punktion sollte das Gefäß für mindestens 5 bis 10 Minuten fest mit dem Finger komprimiert werden. Eventuell kann anschließend ein Druckverband mittels Kugeltupfer, der direkt über der Einstichstelle zu liegen kommt, das Risiko einer Nachblutung weiter vermindern.

- Wiederholte Punktionen der A. radialis sind nach Möglichkeit zu vermeiden. Wenn notwendig, sollte wegen der selteneren Komplikationen die Punktion der A. femoralis bevorzugt werden.

1.4.3 Punktion der Arteria femoralis

Voraussetzung für die Punktion der A. femoralis ist die genaue Kenntnis ihrer anatomischen Lage: eingebettet zwischen V. femoralis (medial) und N. femoralis (lateral):

MERKE

Merkwort zur Lage der A. femoralis:
IVAN = Innen Vene, Außen Nerv

Ungefähr in der Mitte des Leistenbandes tritt die A. femoralis in die Oberschenkelregion ein. An dieser Stelle ist ihr Puls auch gut zu tasten (Abb. 1.2).

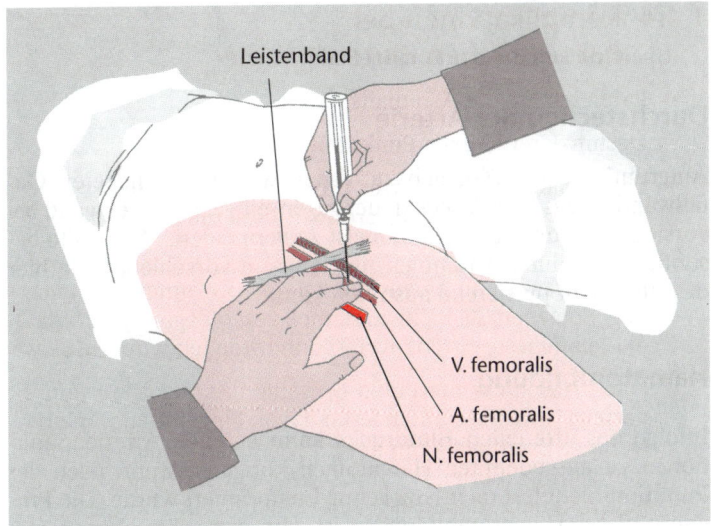

Leistenband

V. femoralis

A. femoralis

N. femoralis

Abb. 1.2 Punktion der A. femoralis.

─ PRAXIS ─

Zur Punktion wird das Bein leicht abgespreizt und nach außen rotiert.

- Dann sticht man in einem Winkel von 90° direkt auf die getastete und zwischen zwei Fingern der linken Hand lokalisierte Arterie hin langsam ein.

- Sobald die Punktionskanüle sich der Arterie nähert, teilen sich deren Pulsationen der Kanüle mit. Je nach Abweichungsrichtung des geführten Kanülenendes lässt sich die Lage dann so korrigieren, dass die Kanüle das Gefäß sicher trifft.

! Oft kommt erst beim langsamen Zurückziehen Blut.

1.4.4 Komplikationen bei der arteriellen Blutentnahme

Durchstechen der Arterie

Aufgrund der im Vergleich zu Venen wesentlich dickeren Gefäßwand ist das Durchstechen der gegenseitigen Arterienwand bei vorsichtiger Punktiontechnik meist zu vermeiden. Man sollte besonders dünnlumige Kanülen nur langsam vorschieben, da hier das Blut nicht pulsierend austreten kann.

Hämatombildung

Infolge des arteriellen Blutdrucks kann es nach Arterienpunktionen zu ausgedehnten Hämatomen kommen, wenn nach der Punktion nicht fest oder lang genug komprimiert wurde. Die Prognose dieser Hämatombildungen ist, von den sehr seltenen Hämatominfektionen abgesehen, sehr günstig. Dennoch sollte durch eine konsequente Kompression eine Nachblutung verhindert werden.

Arterielle Thrombose

Nach Einzelpunktionen selten, aber nach Injektionsserien oder bei wiederholten Infusionen kann es in Ausnahmefällen zu einer Thrombose der Arterie kommen. Sie tritt meist nicht sofort, sondern innerhalb der ersten 24 Stunden nach Eingriff auf und erfordert in der Regel eine gefäßchirurgische Intervention.

Arterielle Embolie

Sie gehört zu den seltenen Komplikationen der Punktion von Arterien. Am ehesten tritt sie bei stark arteriosklerotisch veränderten Gefäßen in Form winziger, klinisch oft kaum bedeutsamer Kalkembolien auf. GABKA empfiehlt zu ihrer Vermeidung besonders bei älteren Patienten mit deutlicher Arteriosklerose einen steileren Punktionswinkel bei der A. radialis von 60–70°.

Aneurysmabildung

Besonders bei der offenen Punktion (z. B. Katheteruntersuchungen) entwickeln sich gelegentlich Aneurysmen. Sie fallen durch z. T. pulsierende Schwellungen und Schmerzen in der Leiste oder durch embolische periphere Verschlüsse auf.

2. Injektionen

2.1 Vor- und Nachteile

Warum hat sich die Injektion von Medikamenten trotz der Weiter- und Neuentwicklung z. B. oraler, nasaler und transdermaler Applikationsformen behauptet und in Teilbereichen sogar an Bedeutung gewonnen? Warum injizieren wir Medikamente, obwohl wir hierbei zwangsläufig die körperliche Integrität unserer Patienten verletzen müssen, obwohl Injektionen meist mit Angst und fast immer mit Schmerzen verbunden sind?

Folgende **Vorteile** bestehen bei der **Injektion** von **Medikamenten:**

- Es können Medikamente injiziert werden, die bei oraler Verabreichung im Magen-Darm-Trakt abgebaut werden, wie z. B. Eiweißstoffe (z. B. Insulin).
- Die Wirkung des Medikaments ist bei Injektionen weitgehend unabhängig von der Compliance, d. h. der Einnahmezuverlässigkeit und -willigkeit des Patienten.
- Injektionen können unabhängig von der Bewusstseinslage des Patienten verabreicht werden. So können Medikamente auch bei Bewusstlosen injiziert werden, bei denen oral nichts zugeführt werden darf (Aspirationsgefahr!).
- Die Dosierung ist meist genauer möglich als bei oraler Gabe, da die unsichere und auch bei ein und demselben Patienten stark wechselnde Resorption im Magen-Darm-Trakt umgangen wird.
- Der Wirkungseintritt ist, insbesondere bei intravenöser Injektion, wesentlich schneller als bei oraler Verabreichung von Medikamenten.
- Durch besondere Maßnahmen kann bei injizierten Präparaten die Freisetzung des Wirkstoffes bis zu mehreren Monaten verzögert werden. Auf diese Weise entstehen sog. Retard-Präparate mit lang anhaltender Wirkung (z. B. Dreimonatsspritze zur Empfängnisverhütung, Depot-Insulin).
- Der psychologische Effekt, der zur eigentlichen Wirkung eines Medikamentes hinzutritt und ihn sogar ersetzen kann („Placeboeffekt"), ist bei injizierten Präparaten oft größer als bei der Verordnung von Tabletten. So ist trotz vergleichbarer Wirkung oraler Applikationsformen und wesentlich geringerer Komplikationsdichte die Injektion sog. „Antirheumatika" gängiger

Brauch, nicht zuletzt, weil Patienten nach wie vor ihre „Rückenspritze" fordern.

Im Vergleich mit der oralen, transdermalen oder nasalen Applikation von Medikamenten ist die **Injektionstherapie** jedoch auch mit charakteristischen **Nachteilen** verbunden:

- Jede Injektion stellt zwangsläufig eine Verletzung der körperlichen Unversehrtheit des Patienten dar, die nur zu rechtfertigen ist, wenn mit alternativen Methoden keine vergleichbare Wirkung zu erzielen ist.
- Injizierte Medikamente lassen sich im Falle eines Irrtums z. B. weder durch induziertes Erbrechen noch durch die Gabe von Laxanzien beschleunigt aus dem Körper entfernen.
- Es drohen die für die verschiedenen Injektionsarten typischen Risiken wie z. B. Infektion, Blutung, Nervenschädigung. Sie werden an gegebener Stelle ausführlicher besprochen.
- Die Injektionstherapie ist durch höhere Kosten belastet (teurere Galenik, mehr Material). Injektionen sind vergleichsweise aufwendig: Sie benötigen zusätzliche Zeit und entsprechend ausgebildetes, teures Personal.
- Durch die große Zahl von Injektionen und die dabei übliche Verwendung von Einmalartikeln fallen erhebliche Mengen teilweise infektiösen Mülls an.
- Injektionen sind therapeutenzentriert und erschweren dadurch die Übernahme von Verantwortung des Patienten für seine Krankheit (z. B. intravenöse Calcium-Injektion vs. Anleitung des Patienten zur Rückatmung bei Hyperventilationssyndrom, ASS-Injektion beim Migräneanfall statt Sartan als Nasenspray).
- Die Verwendung von Injektionskanülen bringt für den Therapeuten ein zusätzliches Verletzungs- und Infektionsrisiko mit sich.

2.2 Infektionsgefahren bei Injektionen

2.2.1 Hepatitis B

Es handelt sich um eine durch das gleichnamige **Virus** verursachte Infektionskrankheit mit einer **Inkubationszeit** von ca. **60 bis 90 Tagen**, die ausschließlich Menschen und Primaten befällt.
Häufiger als bei der Hepatitis A finden sich bei der Hepatitis B schwere Verlaufsformen. So geht sie bei ca. 10 % der Erkrankten

in eine chronische Form über, ca. 0,5 % der Erkrankten sterben im Verlauf der Erkrankung.

Die **Übertragung** erfolgt parenteral durch **Transfusion** von **Blut** und **Blutprodukten** (z. B. Faktor VIII und IX), **Verletzungen** (z. B. Nadelstich), **perinatal** und **bei intensivem Kontakt** (Viren in Speichel, Sperma oder Vaginalsekret gelangen über kleine Haut- und Schleimhautverletzungen ins Blut). **Für** eine **Infektion** genügt schon die außerordentlich **kleine Menge von nur** 10^{-6} **ml (0,000001 ml) infektiösen Serums**.

BEACHTE

Die in der Praxis wichtigsten Übertragungswege sind Transfusion von Blut infizierter Spender, unsterile Injektionsnadeln, Spritzen, Skalpelle, Akupunkturnadeln oder zahnärztliche Instrumente. Auch die Verwendung der in vielen Reflexhämmern enthaltenen Nadeln zur Sensibilitätsprüfung kann die Krankheit übertragen.

Prophylaktische Maßnahmen

Ziel ist, jegliche Kontamination mit potenziell infektiösem Material zu vermeiden.

Schutz von Patienten und Personal:
- Hygienische Händedesinfektion
- Wenn möglich und ökologisch vertretbar, Einmalartikel verwenden
- Mit infektiösem Material kontaminierte Instrumente **erst** desinfizieren, **dann** reinigen
- Verschmutzte Flächen sofort desinfizieren und reinigen, verschmutzte Wäsche sofort wechseln und entsorgen
- Vorschriften beachten, die die Entsorgung von kontaminierten Materialien, Wäsche und Geschirr sowie Ausscheidungen regeln

Schutz des Patienten vor Infizierung:
- Nur sicher sterile Materialien bei Injektionen und Blutentnahmen verwenden
- Unnötige Transfusionen vermeiden
- Rechtzeitig an Eigenblutspende denken

Schutz des Personals vor Infizierung:
- Handschuhe tragen, z. B. bei Blutentnahmen, Entsorgung von Ausscheidungen
- Schutzkleidung z. B. im OP, bei Wundversorgung
- Bei infektiösen Patienten bei jeder Pflegehandlung, die intensiveren körperlichen Kontakt oder Gefahr der Ansteckung beinhaltet, Handschuhe und Schutzkittel tragen
- Sorgfätiges Arbeiten, um Verletzungen zu vermeiden
- Atemmaske und Augenschutz, wenn Aerosole entstehen können (z. B. Absaugen)
- Laborproben bekannt infektiöser Patienten markieren
- Kein Verzehr von Speisen und Getränken in Arbeitsräumen
- Ggf. aktive oder passive Immunisierung (→ Impfung)

! **Handschuhe** sollten **immer** getragen werden, wenn ein Kontakt mit Körpersekreten möglich ist.

Impfung

Seit über 10 Jahren ist eine **aktive Impfung** gegen die Hepatitis B möglich. Obwohl noch immer relativ teuer (die Kosten betragen ca. DM 250,– bis 400,–), ist sie **allen Personen** dringend zu empfehlen, **die mit infektiösem Material in Berührung kommen** können. Die Impfung hat, von lokalen Reaktionen und gelegentlichem leichtem Fieber abgesehen, praktisch keine Nebenwirkungen.
Angestellte müssen vom Arbeitgeber bei der Einstellung und bei gegebenem Anlass auf die Möglichkeit einer Hepatitisimpfung hingewiesen werden. Der Arbeitgeber hat auch die durch die Impfung entstehenden Kosten zu tragen. Lehnen Arbeitnehmer trotz Aufklärung die Durchführung der Impfung ausdrücklich ab, so ist es vorteilhaft, dies schriftlich festzuhalten.
Nach vollständiger Grundimmunisierung mit drei Impfungen im Abstand von 1 und 12 Monaten sollte der Erfolg durch Bestimmung des Anti-HB-Titers kontrolliert werden. Abhängig von der Höhe des Titers werden Kontrollen oder Auffrischimpfungen empfohlen. Besteht der **Verdacht einer Infektion** (z. B. Verletzung mit einer möglicherweise Hepatitis-B-kontaminierten Kanüle), gibt es die Möglichkeit der **aktiv-passiven Simultanprophylaxe**. Hierbei werden gleichzeitig mit der 1. Dosis der aktiven Immunisierung innerhalb von 6 Stunden nach der Exposition 0,06 ml (12 I.E.) Hepatitis-B-Immunglobulin pro Kilogramm Körpergewicht intra-

muskulär injiziert. Bei massiver Infektion, z. B. nach Transfusion verdächtiger Blutkonserven, kann diese Dosis bis auf 0,12 ml (24 I.E.) Hepatitis-B-Immunglobulin pro Kilogramm Körpergewicht erhöht werden. Nachteile sind die hohen Kosten des passiven Impfstoffs, die Gewinnung aus menschlichem Poolserum und die auf wenige Wochen begrenzte Wirkdauer. Die passive Impfung kann deshalb allenfalls eine Notlösung für nicht aktiv Geimpfte nach möglicher oder wahrscheinlicher Hepatitis-B-Infektion darstellen.

2.2.2 Hepatitis C

Die Hepatitis C ist die häufigste **durch Fremdbluttransfusionen** bedingte Leberentzündung. Sie wird in der Regel parenteral übertragen, verläuft in über 60 % der Fälle chronisch und ist eine der wichtigsten Ursachen für die Entstehung von Leberzellkarzinomen. Antikörper, die eine Früherkennung in betroffenen Blutkonserven ermöglichen würden, treten oft erst viele Monate nach Infektion auf. Zudem sind die heute verfügbaren Antikörper-Testkits noch recht unzuverlässig. Es gibt weder einen aktiven noch einen passiven Impfstoff. Die einzige Möglichkeit, eine **Infektion** zu **verhindern**, besteht in der strikten **Einhaltung** aller **Hygieneregeln** sowie in der weitestmöglichen **Vermeidung** von **Fremdbluttransfusionen**.

2.2.3 HIV-Infektion, AIDS

Bei der HIV-Infektion ist nach wie vor die **Prophylaxe** der einzig mögliche Ansatzpunkt.
Obwohl bisher die Übertragung von HIV durch Kanülenstichverletzungen selten zu sein scheint, vermuten manche Autoren, dass durch die äußerst geringe Menge infektiösen Materials bei diesem Infektionsmodus eine stark verlängerte Inkubationszeit und auch eine verspätete Serokonversion mögliche Infektionen verschleiern könnten.
Erfahrungen zur Behandlung von Stichverletzungen mit kontaminiertem Material liegen nur für Einzelfälle vor. Insofern sind die nachfolgend genannten Therapievorschläge nur als vorläufige Empfehlungen zu verstehen. Gerade auf diesem Gebiet können neue Forschungsergebnisse schon in kurzer Zeit neue Vorgehensweisen notwendig machen.

Aktuelle Informationen zur Postexpositionsprophylaxe nach möglicher HIV-Infektion finden sich u. a. im **Internet** unter **http://www.rki.de**.
Beachten Sie in jedem Fall, dass HIV-Patienten überdurchschnittlich häufig auch eine Hepatitis B übertragen können und deshalb die dort gegebenen Hinweise zur passiven Immunprophylaxe der Hepatitis B auch bei Kanülenstichverletzungen im Zusammenhang mit HIV-Patienten gelten.

BEACHTE

Maßnahmen bei akzidentellen Nadelstichverletzungen mit HIV- und/oder Hepatitis-B-kontaminierten Injektionskanülen:

- Gründliche Reinigung, ausgiebige Desinfektion, möglichst mit glutarsäurehaltigem Desinfektionsmittel

- Eine medikamentöse Prophylaxe sollte nach Möglichkeit schon unmittelbar nach einer möglichen Infektion begonnen werden. In Anbetracht der schnellen Änderungen diesbezüglicher Empfehlungen wenden Sie sich am besten an die Krankenhaushygieneabteilung der nächstgelegenen Universitätsklinik bzw. informieren Sie sich im Internet (z. B. unter http://www.rki.de).

- D-Arzt-Verfahren einleiten, Meldung an Berufsgenossenschaft veranlassen

- Wenn möglich, HIV-Testung des Verletzten mit dessen Einverständnis. Kontrolltests bei negativem Ausfall nach 1, 3, 6 und 12 Monaten

- Gleichzeitige Kontrolle von HBs-Antigen, Anti-HBc- und Anti-HCV-Antikörpern, bei Hepatitis-B-Geimpften Klärung des aktuellen Impfstatus durch Bestimmung von Anti-HBs quantitativ

- Ggf. Aktiv-/Passivimpfung gegen Hepatitis B

2.3 Vorbereitung von Injektionen

2.3.1 Kanülen

In der Regel werden heute Einwegkanülen in genormten Größen verwendet (Tab. 2.1). Diese Kanülen haben eine unterschiedliche Farbmarkierung und können dadurch leicht auseinander gehalten werden (Abb. 2.1).

Tab. 2.1 Einmalkanülen und ihre Verwendungszwecke

Europ. Farbcode	Außendurch-messer (mm)	Länge (mm)	Gauge	Nr.	Geeignet für
gelb	0,9	38	20	1	i.v. Injektion, Blutab-nahme; i.m. Injektion bei Kindern
		55/60/70			i.m. Injektion
grün	0,8	38	21	2	i.v. Injektion, Blutab-nahme; i.m. Injektion bei Kindern
		50			i.m. Injektion, Punk-tion der A. femoralis
schwarz	0,7	32 25/38	22	12	s.c. Injektion
violett	0,65	32	23	14	s.c. Injektion, Punk-tion der A. radialis
blau	0,6	26	24	16	s.c. Injektion, Punk-tion der A. radialis
lila	0,55	25	24	17	Punktion der A. radialis
braun	0,45	23	26	18	s.c. Injektion
grau	0,42	22	27	20	s.c. Injektion
orange	0,5	16	25		Heparin-Spritze
lichtblau	0,4	13	27		Insulin-Spritze

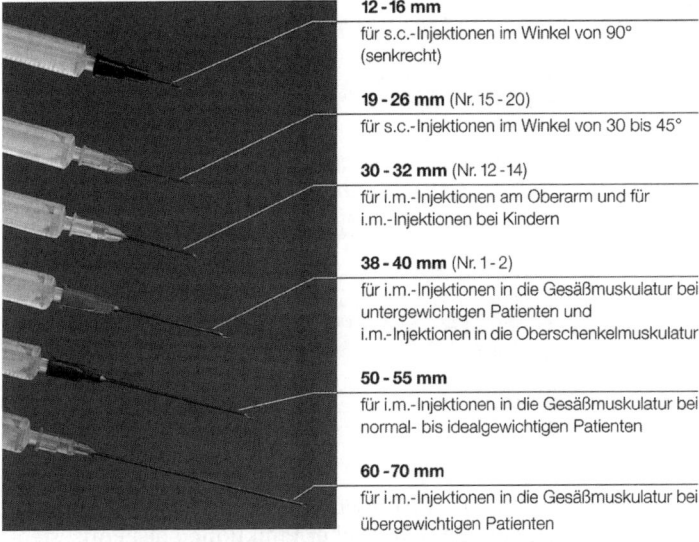

12 - 16 mm

für s.c.-Injektionen im Winkel von 90°
(senkrecht)

19 - 26 mm (Nr. 15 - 20)

für s.c.-Injektionen im Winkel von 30 bis 45°

30 - 32 mm (Nr. 12 -14)

für i.m.-Injektionen am Oberarm und für
i.m.-Injektionen bei Kindern

38 - 40 mm (Nr. 1 - 2)

für i.m.-Injektionen in die Gesäßmuskulatur bei
untergewichtigen Patienten und
i.m.-Injektionen in die Oberschenkelmuskulatur

50 - 55 mm

für i.m.-Injektionen in die Gesäßmuskulatur bei
normal- bis idealgewichtigen Patienten

60 -70 mm

für i.m.-Injektionen in die Gesäßmuskulatur bei
übergewichtigen Patienten

Abb. 2.1 Injektionskanülen (mit freundlicher Genehmigung von NOVARTIS PHAR-
MA GmbH Nürnberg).

Stanzarme Injektionskanülen

Ein Grund für durch Punktionen verursachte Infektionen scheint
die Verbringung von Stanzzylindern aus Epidermis und Subkutangewebe in die Tiefe des Gewebes zu sein. Diese Gefahr ist besonders groß bei großlumigen Punktionskanülen und bei scharf
geschliffenem, spitzenfernem Rand der Kanülenöffnung.
Durch Entwicklung besonderer **Kanülenschliffe** wurde versucht,
die Entstehung von Punktionszylindern zu verhindern.
Die besten Ergebnisse finden sich bei der Kanülenform nach
HAINDL. Hierbei stellt eine besondere Schliffform (Abb. 2.2) sicher, dass sich der spitzenferne Rand der Kanülenöffnung im
„Windschatten" der Kanülenspitze befindet und zudem nicht
scharf angeschliffen ist. So konnte im Modell gezeigt werden, dass
Zahl und Größe in die Tiefe verbrachter Stanzzylinder abnahmen.
Der Nachweis, dass hierdurch auch die Häufigkeit praktisch rele-
vanter Infektionen zurückging, wurde meines Wissens bisher
nicht überzeugend erbracht.
Praktische Bedeutung haben stanzarme Kanülen bis heute **nur** für
die **Punktion** der Silikonmembranen **subkutan implantierter Ports**

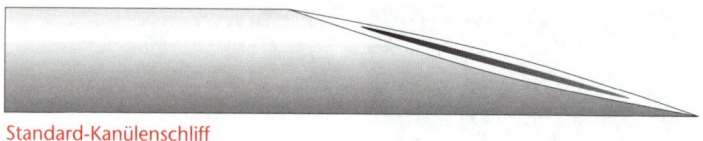

Standard-Kanülenschliff

Stanzarmer Kanülenschliff

Abb. 2.2 Kanülenschliff.

erlangt (→ Kap. 4.2.3). Für diesen Zweck ließ sich überzeugend nachweisen, dass die Zahl möglicher Punktionen des Portsystems durch die Verwendung stanzarmer Spezialkanülen (Surecan®, Cytocan® von Braun) von ca. 100 auf bis zu 3000 Punktionen gesteigert werden konnte. Zusätzlich wird durch eine spezielle Härtung der Kanülenspitze erreicht, dass diese Spezialkanülen beim Auftreffen auf den Titanboden des Portsystems kaum Widerhaken bilden. Dadurch wird die Traumatisierung von Portmembran und Patientengewebe weiter verringert.

2.3.2 Spritzen

Bei Injektionsspritzen ist zwischen den steril verpackten **Einmalspritzen** aus Kunststoff und den **Glasspritzen** zur **mehrmaligen Verwendung** zu unterscheiden.

Die **Spritze** besteht aus einem **Zylinder** mit **Konus** zum Aufstecken der Kanüle und dem **Kolben**. Bei dem Konus gibt es verschiedene Ausführungen: den **Luer-Steckansatz** zum Aufstecken der Kanüle und den **Luer-Lockansatz** zum Aufschrauben. Bei den Spritzen zum mehrmaligen Gebrauch können Kolben und Konus aus Metall sein.

Die **Größe der Spritzen** richtet sich nach dem Fassungsvermögen in ml, üblich sind z. B. 1, 2, 5, 10 und 20 ml-Spritzen.

Die **Insulinspritze** ist als 1 ml-Spritze für 40 I.E. Insulin und 2 ml-Spritze für 80 I.E. erhältlich.

2.4 Die praktische Ausführung einer Injektion

2.4.1 Anordnung von Injektionen und Patientenaufklärung

Die **Anordnung** einer **Injektion** darf nur ein approbierter Arzt geben, sie muss schriftlich vorliegen und **folgende Angaben** enthalten:
- Angaben zum Medikament
  - Handelsname
  - Ggf. Konzentration
  - Menge pro Gabe
- Art der Gabe (z. B. s.c., i.m., i.v.)
- Zeitpunkt und Häufigkeit der Gabe
- Ggf. notwendige Kontrollen (z. B. Blutdruck, Pulsfrequenz)
- Unterschrift des Anordnenden!

Bei einer Infusion müssen zusätzlich Flussrate (z. B. ml pro Min.), Zeitraum der Infusion (z. B. in 30 Minuten) und Tagesmenge angegeben werden.

Die **Aufklärung über Injektionen, Infusionen, Transfusionen** und **Blutentnahmen** ist ebenfalls eine ärztliche Aufgabe.

MERKE

Die Aufklärung muss die Notwendigkeit, die Wirkungen und Nebenwirkungen sowie mögliche Komplikationen der Maßnahme umfassen. Das Ausmaß der Aufklärung richtet sich nach der Gefahrenträchtigkeit der geplanten Maßnahme.

- Der Patient muss nicht vor jeder Blutentnahme oder Injektion (z. B. tägliche Heparin-Spritzen) aufgeklärt werden. Aber vor jeder Injektion oder Blutentnahme ist dem Patienten die Gelegenheit zu geben, die Maßnahme abzulehnen: Sie können ihm z. B. sagen, dass Sie ihm seine tägliche Heparin-Spritze geben möchten. Der Patient weiß, was Sie machen wollen, und hat jetzt die Gelegenheit abzulehnen.

- Eine Erleichterung bei der Patientenaufklärung gilt hinsichtlich Auffrischimpfungen. Hat der Patient hier rechts-

---

wirksam in eine vorangegangene Impfung mit demselben Impfstoff eingewilligt, entfällt auch bei Zweitimpfungen nach mehreren Monaten die Pflicht zur erneuten Aufklärung.

- Dokumentieren Sie bei eingreifenden Maßnahmen die Aufklärung und Einwilligung.

2.4.2 Allgemeine Regeln für die Durchführung von Injektionen und Infusionen

Injektionen und Infusionen sollen in einem **abgeschlossenen Raum** auf einer desinfizierten Arbeitsfläche vorbereitet werden.

PRAXIS

Als Reihenfolge ist zu empfehlen: Materialien zusammensuchen – Hände desinfizieren – auspacken – aufziehen.

Allgemeine Regeln:
- Öffnen Sie die **Verpackung von Einmalspritzen**, indem Sie Plastik und Papier an der vorgesehenen Stelle (beim Stempel der Spritze) auseinander ziehen (peel packs); bei dieser Methode werden Papier und Plastik für gesonderte Müllsammlung automatisch getrennt. Drücken Sie die Spritze **nicht** durch das Papier. Besonders wenn Sie am Ansatzkonus drücken, wird dieser leicht unsteril.
- **Mischen Sie nie** verschiedene Medikamente in einer Spritze, wenn dies nicht ausdrücklich so verlangt wird. Viele Medikamente sind inkompatibel und beeinträchtigen sich gegenseitig in ihrer Wirkung.
- Ziehen Sie Medikamente erst **unmittelbar vor ihrer Anwendung** in die Spritze auf. Medikamente sollten nach Öffnen der Ampullen nicht länger als 30 Min. gelagert werden.
- Falls Medikamente in der Ampulle in Pulverform vorliegen, verwenden Sie zum Auflösen **ausschließlich das beigepackte Lösungsmittel.**
  Ausnahmen sind nur erlaubt, wenn sie im Beipackzettel ausdrücklich zugelassen werden.

- Die leeren Ampullen dürfen erst **nach der Applikation** entsorgt werden. Bis dahin muss klar erkennbar sein, welche Spritze welchen Ampulleninhalt hat. Hierzu können Sie die Ampulle an die Spritze zu kleben, dies ist allerdings zeitaufwendig und verkompliziert die Entsorgung.
  Wo immer verfügbar (z. B. bei den meisten Impfstoffen) bevorzugen Sie Fertigspritzen mit aufgesetzter, jedoch wechselbarer Kanüle aus Kosten- und Sicherheitsgründen.
- Benutzen Sie die Kanüle, die Sie zum Aufziehen verwendet haben, **nicht** zur Injektion (Sterilität).

> **!** Achten Sie besonders darauf, dass Sie beim Einführen der Aufziehkanüle in eine Ampulle nicht mit der Kanülenspitze die Ampullenaußenwand berühren. Diese ist nicht steril!

Bedenken Sie außerdem, dass Spuren der Injektionslösung der Außenwand der Aufziehkanüle anhaften und zu lokalen Komplikationen entlang dem Stichkanal führen können, wenn Sie die Kanülen vor der Injektion nicht wechseln (typisch für Toxoidimpfstoffe).
- Sofern Sie die Spritze nicht später wechseln müssen wie z. B. bei der Blutentnahme, sollten Sie die Kanüle durch eine halbe Drehung fest auf die Spritze aufschrauben. Insbesondere bei i.m. Injektionen bleibt sonst die Kanüle beim Herausziehen leicht im Gewebe stecken.
- Besonders bei Medikamenten, die zu Allergien führen können (z. B. Antibiotika) oder hautschädigend sind (z. B. Zytostatika), sind Hautkontakt und Inhalation zu vermeiden: Handschuhe, ggf. Atemmaske und Abzugshaube.
  Injektionslösung nie in die Luft spritzen!
- Notieren Sie insbesondere bei irgendwelchen **Zwischenfällen** die Chargennummer des verwendeten Präparates. Soweit noch vorhanden, sollten Sie in diesem Fall leere Ampulle und Verpackung zur weiteren Überprüfung aufbewahren.

> **!** Bei der Injektion von **Blutprodukten** (außer Albumin) muss die **Chargennummer dokumentiert** werden. Dies gilt insbesondere auch für passive Impfstoffe wie Tetagam® und Rhogam®.
> Auch in den neuen internationalen Impfausweisen ist die Dokumentation der Chargennummer vorgesehen.

- Entsorgen Sie **gebrauchte Spritzen und Kanülen** so, dass Sie sich und andere nicht gefährden. Sammeln Sie Kanülen deshalb in einem geeigneten Glas- oder Hartplastikbehälter.

> **!** Stecken Sie die benutzte Kanüle auf keinen Fall in die Plastikschutzhülle zurück! Dies ist nach den Unfallverhütungsvorschriften der Berufsgenossenschaften verboten und in der Praxis eine der häufigsten Ursachen für Kanülenstichverletzungen.

2.4.3 Medikamentenkontrolle

Beachten Sie immer die **folgenden Gesichtspunkte**:

- **Ampulleninhalt**
  Entspricht der Ampulleninhalt tatsächlich dem gewünschten Medikament? Viele Medikamente haben ähnliche Namen und sind dadurch leicht zu verwechseln (Abb. 2.3).
- **Menge**
  Enthält die Ampulle die gewünschte Menge? Zahlreiche Medikamente werden in unterschiedlichen Ampullengrößen angeboten.
- **Konzentration**
  Enthält die Ampulle das Medikament in der gewünschten Konzentration? Es gibt beispielsweise Lokalanästhetika in Konzen-

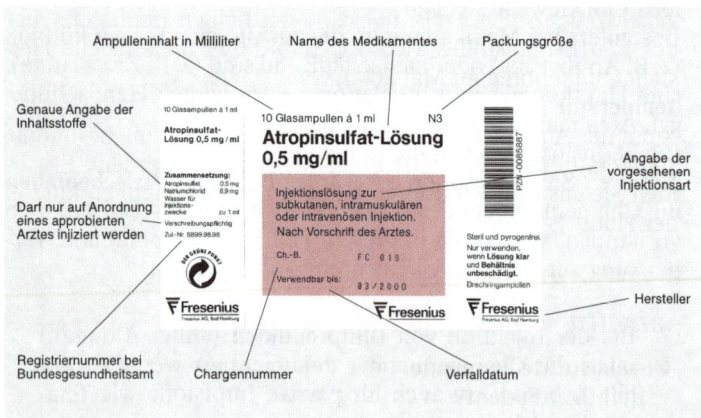

Abb. 2.3 Inhaltsangaben und Verwendungsvorschriften auf Ampullenpackungen am Beispiel Atropinsulfat® Fresenius.

trationen von 0,5 %, 1 % und 2 %, jeweils mit und ohne Zusatz von Adrenalin.

- **Applikationsform**
Entspricht die Zubereitungsart des Medikaments der gewünschten Applikationsform? Einige Medikamente werden für s.c., i.m. oder i.v. Injektionen in unterschiedlicher Form hergestellt.

- **Lagerung**
Wurde die Ampulle vorschriftsmäßig gelagert? Einzelne Medikamente (insbesondere Impfstoffe) müssen im Kühlschrank gelagert werden (Maximum-Minimum-Thermometer verwenden).

- **Verfallsdatum**
Ist das Verfallsdatum noch nicht überschritten? Zahlreiche Medikamente sind nur begrenzt haltbar und dürfen nach einem auf der Packung aufgedruckten Verfallsdatum nicht mehr verwendet werden.

- **Anzeichen für Verfall**
Verwenden Sie niemals Medikamente, die durch **Trübung, Ausflockung oder durch eine Verfärbung** auffallen, es sei denn, im Beipackzettel ist ausdrücklich auf die Unbedenklichkeit dieser Veränderungen hingewiesen.

- **Schütteln**
Muss der Ampulleninhalt vor dem Aufziehen geschüttelt werden oder nicht? Suspensionen müssen in der Regel geschüttelt werden, eiweißhaltige Lösungen nicht.
Eine sorgfältige Mischung des Ampullen- bzw. Fertigspritzeninhaltes ist besonders dann wichtig, wenn nur Teilmengen injiziert werden sollen (z. B. Injektion der halben Impfstoffmenge des FSME-Impfstoffes Tico Vac für Kinder als offizielle Herstellerempfehlung im Mai 2000).

- **Temperatur**
Muss der Ampulleninhalt vor der Injektion auf eine bestimmte Temperatur (z. B. Körpertemperatur) gebracht werden? Erwärmen Sie aus dem Kühlschrank entnommene Ampullen kurz in der Hand.

BEACHTE

Checkliste Medikamente
- Richtiger Patient?
- Richtiges Medikament?
- Richtige Menge?
- Richtige Konzentration?

- Richtige Applikationsart?
- Richtig gelagert?
- Richtige Temperatur?
- Keine Verfallszeichen (z. B. Trübung, Ausflockung, Verfärbung)?
- Richtig vorbereitet (z. B. geschüttelt, aufgelöst, gemischt)?

2.4.4 Aufziehen von Medikamenten aus Ampullen

Unterschiedliche Autoren vertreten verschiedene Ansichten zur Notwendigkeit der Desinfektion des Ampullenäußeren vor dem Öffnen der Ampulle.

Nach vorangegangener Desinfektion muss eine sterile Ampullensäge verwendet werden. Anschließend sind auch bei Brechampullen, die nicht mittels Ampullensäge vorbereitet werden müssen, zum Aufbrechen sterile Tupfer bzw. sterile Handschuhe zu benutzen, die dann allerdings durch das Aufbrechen unsteril werden. Es muss bedacht werden, dass der Ampulleninhalt – auch bei vorangegangener Desinfektion des Ampullenäußeren – nicht mehr als steril gelten darf, sobald Glassplitter zerbrochener Ampullenköpfe in den Ampulleninhalt gefallen sind. Besonders bei infektionsgefährdeten Injektionsarten (intraartikulär, intramuskulär) wäre die Ampulle in diesem Fall zu verwerfen.

PRAXIS

Zusammenfassend kann empfohlen werden, dass eine Desinfizierung des Ampullenhalses bei intraartikulären Injektionen erforderlich ist, nicht aber bei subkutanen (s.c.), intramuskulären (i.m.) und intravenösen (i.v.) Injektionen.

Der oft undifferenziert gegebene Rat, die Gummimembran von Durchstechflaschen in jedem Fall zu desinfizieren, sollte nicht übernommen werden. Durchstechflaschen zur einmaligen Verwendung sowie die Gummiverschlusskappen von Infusionsflaschen sind nach Entfernen der Verschlusskappe steril und können durch Desinfektionsversuche allenfalls „weniger steril" werden.

PRAXIS

Bei Durchstechflaschen zur wiederholten Verwendung sollten, sofern man nicht aus Sicherheitsgründen vollständig darauf verzichten will oder kann, unbedingt sog. Sterifix®-Mini-Spikes verwendet werden. Diese erleichtern die wiederholte sterile Entnahme und filtern auch die zum Volumenausgleich in die Mehrfachentnahmeflasche eintretende Raumluft steril.

Unterschiedliche Meinungen gibt es zur Notwendigkeit der **Desinfektion** von Gummimembranen bei **Flip-off-Ampullen**. Hierbei ist die Durchstechmembran des Glasfläschchens durch eine „abschnipsbare" Plastikkappe geschützt. Nach Auskunft der Hersteller sind diese Membranen hinsichtlich des Herstellungsprozesses steril. Ein späteres Eindringen von Keimen unter die Flip-off-Kappe ist zwar unwahrscheinlich, kann jedoch nicht mit absoluter Sicherheit ausgeschlossen werden. Flip-off-Ampullen sollten deshalb nicht in infektionsgefährdender Umgebung (Laborkühlschrank) gelagert werden.

Nach meiner Meinung sollten derartige Ampullen **nicht desinfiziert** werden. Der hierbei notwendige Aufwand (sterile Tupfer, ausreichende lange Einwirkungszeit), die Gefahr der Verschleppung von Desinfektionsmittel in den Ampulleninhalt (Wirkungsverlust z. B. bei Lebendimpfstoffen) sowie die ungleich höhere Wahrscheinlichkeit, die ursprünglich sterile Verschlussmembran durch unsachgemäße Desinfektionversuche mit Keimen zu kontaminieren, sprechen sicher gegen eine routinemäßige Desinfektion. Hier muss jeder im Einzelfall selbst entscheiden, wo er die größeren Gefahren sieht.

Handelt es sich um eine **Brechampulle** (erkennbar am weißen Ring am Ampullenhals, Abb. 2.4), oder muss die Ampulle aufgesägt werden?

Manche Brechampullen sind auch nur durch einen (beliebigfarbigen) Punkt am Ampullenkopf gekennzeichnet (Abb. 2.4). Hierbei muss die Ampulle **von der Punktmarkierung weg** aufgebrochen werden.

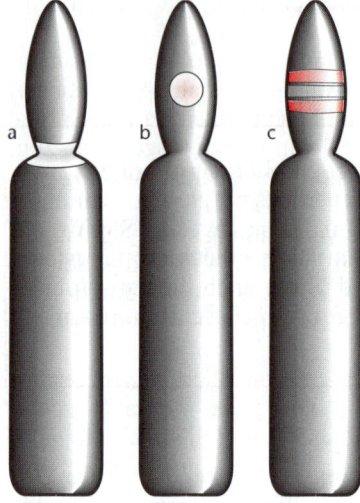

Abb. 2.4 Ampullen:
a) Brechampulle, der (meist) weiße Ring befindet sich am Ampullenhals;
b) Brechampulle mit einem farbigen Punkt am Ampullenkopf;
c) keine Brechampulle, mehrere farbige Ringe am Ampullenkopf sind eine Kennzeichnung für den Ampulleninhalt!

Werfen Sie stumpfe Ampullensägen weg und stellen Sie sie nicht in das Aufbewahrungsglas zurück.

PRAXIS

Brechen Sie **Glasampullen** nur mit Hilfe eines Zellstofftupfers auf. Sie vermeiden so Verletzungen durch Glassplitter, wenn der Ampullenkopf zerbricht (Abb. 2.5).
Falls der Ampullenhals zerbricht, können Glassplitter in die Injektionslösung gelangen. Verwerfen Sie bei billigen Medikamenten die Lösung. Ansonsten können Sie den Ampulleninhalt durch eine kleinlumige Kanüle (z. B. Nr. 20) aufziehen. Diese darf dabei den Ampullenboden nicht berühren.

Grundsätzlich sind zum Aufziehen des Ampulleninhalts wegen möglicher Glassplitter möglichst kleinlumige Aufziehkanülen zu verwenden.
• Achten Sie beim Aufsägen einer Ampulle darauf, dass sich **keine Injektionsflüssigkeit im Ampullenkopf** befindet. Besonders

bei kleinem Ampulleninhalt geht sonst viel von der Wirksubstanz verloren.

- Verwenden Sie zum Aufziehen ein Spritzenvolumen, das möglichst genau zum Volumen des Ampulleninhalts passt. Ziehen Sie also beispielsweise nicht 2 ml Lösung in eine 10 ml-Spritze auf. Je ungünstiger das Verhältnis von Injektionsvolumen zum Totraum des Spritzenkonus, desto mehr Injektionslösung geht verloren.
- Keine Aufziehkanüle ist bei der Verwendung spezieller Ampullenformen, z. B. den Luer-Lock-Ampullen, notwendig. Bei diesen ist der Kopf-/Halsbereich der Plastikampulle durch seine besondere Form für das direkte Aufsetzen des Luer-Spritzenkonus vorbereitet.
- Ein Detail, das vielleicht auf den ersten Blick übertrieben zu sein scheint, jedoch einfach und ohne jeden Mehraufwand zu größerer Sicherheit beitragen kann: Atmen Sie nach Möglichkeit vom Aufbrechen der Ampulle bis zum Aufsetzen der endgültigen Injektionskanüle ein. Sie vermeiden dadurch die Kontamination von Ampulleninhalt und Kanüle durch Keime in Ihrer Ausatmungsluft, die dort zwangsläufig immer vorhanden sind.
- Legen Sie die **leere Ampulle unverwechselbar neben die Spritze** oder kleben Sie sie an der Spritze fest. Dies gilt besonders dann, wenn mehrere Spritzen auf einem Tablett liegen und/oder wenn Sie die Injektionen nicht selbst durchführen. Dies erleichtert demjenigen, der die Injektion durchführt, eine abschließende Kontrolle. Im Zweifelsfall ist immer er für die Einhaltung der oben genannten Gesichtspunkte verantwortlich.
- Versehen Sie Durchstechflaschen bei der Erstentnahme mit dem **Datum**. Der Inhalt muss zu Injektionszwecken in der Re-

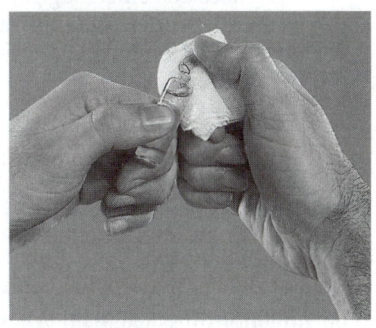

Abb. 2.5 Öffnen von Brechampullen: Nach hygienischer Händedesinfektion werden Brechringampullen ohne Ansägen geöffnet. Es ist darauf zu achten, dass der Ampullenhals vom Markierungspunkt weg abgebrochen wird. Zur Vermeidung von Verletzungen ist dazu ein schützender Tupfer zu benutzen (mit freundlicher Genehmigung von NOVARTIS PHARMA GmbH Nürnberg).

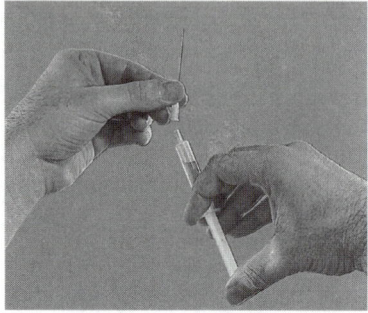

Abb. 2.6 Richtige Vorbereitung der Spritze: Nach dem Aufziehen der Injektionslösung mit einer dicklumigen Aufziehkanüle wird die Luft aus der Spritze entfernt. Erst danach ist die sterile Injektionskanüle aufzustecken (mit freundlicher Genehmigung von NOVARTIS PHARMA GmbH Nürnberg).

gel am selben Tag verbraucht werden. Oft halten sich Medikamente in angebrochenen Durchstechflaschen länger, wenn diese zwischenzeitlich im Kühlschrank gelagert werden (Beipackzettel beachten!).

- Teilweise verbrauchte Ampullen sind zu verwerfen.
- Entfernen Sie vor der Injektion **Luftreste** aus der Spritze. Drücken Sie hierzu den Kolben **ohne** aufgesetzte Kanüle so weit nach vorn, dass der Spritzenkonus eben mit der Injektionsflüssigkeit gefüllt ist (Abb. 2.6). Setzen Sie erst danach die Injektionskanüle auf.

Durch dieses Vorgehen vermeiden Sie, dass die Außenseite der Injektionskanüle durch die Injektionsflüssigkeit benetzt wird. Bei zahlreichen Medikamenten (u. a. bei Adsorbat-Impfstoffen mit Aluminiumhydroxidzusatz, z. B. Tetanol®) können Medikamentenspuren an der Kanülenaußenwand zu ausgeprägten Gewebereizungen im Stichkanal führen!

! Spritzen Sie Medikamente auf keinen Fall so in die Luft, wie Sie es aus einschlägigen Fernsehfilmen kennen. Die umherfliegenden Flüssigkeitströpfchen können nach dem Einatmen zur Allergisierung führen (insbesondere bei Antibiotika).

2.4.5 Dosierung von Flüssigkeiten in Injektionsspritzen

Grundsätzlich gibt es beim **Aufziehen** von **Medikamenten** in Injektionsspritzen **zwei Möglichkeiten:**
1. Die aufgezogene Flüssigkeit wird anschließend injiziert.

2. Zusätzlich zu der aufgezogenen Flüssigkeitsmenge wird eine zweite Flüssigkeit in dieselbe Spritze aufgezogen und mit der ersten gemischt.

Diese Alternativen erfordern in der Praxis ein unterschiedliches Vorgehen, wenn hierauf auch oft nicht ausdrücklich geachtet wird. Die folgenden Überlegungen spielen insbesondere dann eine Rolle, wenn nicht einfach eine ganze Ampulle aufgezogen wird, sondern beispielsweise aus einer Durchstechflasche nur die im Einzelfall benötigte Menge entnommen werden soll.

Entnahme zur anschließenden Injektion

Beispiel: Wiederholte Entnahme aus einer Durchstechflasche

PRAXIS

Desinfizieren Sie den Gummistopfen der Durchstechflasche ausreichend lange (je nach Desinfektionsmittel 30 bis 60 Sekunden).
Besser: Vermeiden Sie die wiederholte Entnahme aus Durchstechflaschen bzw. benutzen Sie einen Mini-Spike!

- Benutzen Sie zur Punktion der Durchstechflasche eine möglichst dünne Kanüle (Nr. 18 oder 20, bei öligen Substanzen Nr. 12 oder 14).

- Ziehen Sie zuerst in die Spritze so viel Luft auf, wie Sie an Volumen entnehmen wollen.

- Spritzen Sie die Luft aus der Spritze in die Durchstechflasche. Hierdurch entsteht in dieser ein geringer Überdruck, der sich bei der Entnahme des Medikaments wieder ausgleicht.

- Stellen Sie nun die Durchstechflasche auf den Kopf und entnehmen Sie etwas mehr Injektionslösung als der benötigten Menge entspricht.

- Schnipsen Sie die in der Spritze befindliche Luftblase nach oben und spritzen Sie dann diese Luftblase sowie zu viel entnommene Injektionslösung zurück in die Durchstechflasche.

! Direkt vor der Injektion wird die Aufziehkanüle durch die Injektionskanüle ersetzt, die dann durch vorsichtiges Hochdrücken des Stempels entlüftet wird. Dadurch verbleibt nach der Injektion das Volumen der Injektionskanüle in der Kanüle. Dieser vom aufgezogenen Volumen nicht injizierte Rest beträgt z. B. bei einer 70 mm langen Kanüle Nr. 1 (gelb) unter 0,05 ml und kann vernachlässigt werden.

Entnahme zum anschließenden Mischen mit einer zweiten, nachgezogenen Flüssigkeit

Beispiel: Dosierung von 3,8%iger Natriumcitrat-Lösung zur Bestimmung der Blutkörperchensenkungsgeschwindigkeit nach Westergren (die Bestimmung der BSG wird heute nahezu ausschließlich mit Fertigröhrchen durchgeführt, das Grundprinzip gilt jedoch für alle ähnlichen Dosiervorgänge).

PRAXIS

Benutzen Sie zur Punktion der Durchstechflasche oder zum Aufziehen aus einer Ampulle eine dünne Kanüle (Nr. 18 oder 20).

- Desinfizieren Sie den Gummistopfen gründlich und ausreichend lange (auch wenn das in diesem Fall nicht so entscheidend ist, da Sie ja das entnommene Mittel nicht injizieren).

- Drücken Sie nach der Punktion der Durchstechflasche den Spritzenstempel bis zum Anschlag nach vorn, so dass sich außer dem Totraum des Kanülenansatzstückes keine zusätzliche Luft mehr in der Spritze befindet.

- Ziehen Sie den Spritzenstempel nun um genau so viele Skalenteile nach hinten, wie sie der gewünschten Flüssigkeitsmenge entsprechen.

- In diesem Fall bleibt eine geringe Luftmenge in der Spritze, deren Größe genau dem Totraumvolumen in Kanüle und Kanülenansatz entspricht. Entfernen Sie diese Luftblase nicht durch Zurückspritzen in die Durchstechflasche.

- Bei der BSG-Bestimmung wechseln Sie nun die Kanüle gegen die Kanüle zur Venenpunktion aus.

- Nachdem auch das zweite und eventuell weitere Flüssigkeitsvolumina in die Spritze aufgezogen wurden, ziehen Sie den Stempel abschließend bis zum Anschlag zurück, um Luft nachzuziehen. Durch diese Luftblase können Sie nun alle Flüssigkeiten vorsichtig miteinander mischen (nicht schütteln!).

- Falls Sie unterschiedliche Volumina verschiedener Lösungen nacheinander in ein und dieselbe Spritze aufziehen, beginnen Sie mit dem kleinsten Volumen. Hierdurch mischen sich die Lösungen schon beim Aufziehen, und es besteht nicht die Gefahr, dass kleine Volumina nur den Totraum von Aufziehkanüle und Ansatzstück füllen.

2.5 Vorsichtsmaßnahmen bei Injektionen

BEACHTE

Praktizieren Sie nur Injektionstechniken, die Sie genau kennen und die Sie lange genug unter fachkundiger Anleitung geübt haben.

- Injizieren Sie ausschließlich Medikamente, deren Wirkung sowie Nebenwirkungen und Gefahren Sie kennen.

- Machen Sie sich vor jeder Injektion die mit dem injizierten Medikament verbundenen Gefahren klar.

- Überprüfen Sie, ob Sie die eventuell erforderlichen Maßnahmen der ersten Hilfe kennen und ob die dazu benötigten Geräte bzw. Medikamente vorhanden und gebrauchstüchtig sind.

Überprüfen Sie alle verwendeten Geräte vor Gebrauch auf Sterilität (z. B. Farbe von Indikatorstreifen, intakte Verpackungen, Fremdkörper).

Denken Sie daran, dass an intraartikuläre **Injektionen** besonders **strenge Indikationskriterien** zu stellen sind. Wenn überhaupt, dann sollten intraartikuläre Injektionen nur vom **geübten Arzt** unter streng aseptischen Bedingungen durchgeführt werden. Die Infektion eines Gelenkes kann zu dessen dauernder Versteifung führen.

Injizieren Sie nie in ödematöses, entzündetes oder **infiziertes Gewebe.** Zum einen sind hier die Resorptionsverhältnisse sehr unsicher, zum anderen können – besonders bei bakteriellen Infektionen – Keime in die Tiefe verschleppt werden.

Lesen Sie bei Ihnen weniger bekannten Medikamenten grundsätzlich nochmals den Beipackzettel durch, bevor Sie diese injizieren. Verwenden Sie nach Möglichkeit **Einzelampullen** und keine Durchstechflaschen.

Waschen Sie sich grundsätzlich vor und nach jeder Injektion oder Blutentnahme die Hände mit einem für diesen Zweck zugelassenen, desinfizierenden Reinigungsmittel. Bei Blutentnahmen mit offenen Systemen müssen Sie Handschuhe tragen. Dies ist generell für Injektionen zu empfehlen.

! **Handschuhe schützen nicht vor Kanülenstichverletzungen!**

! Arbeiten Sie grundsätzlich zum eigenen Schutz sehr sorgfältig, das Blut des Patienten kann infektiös sein.

2.6 Die intrakutane Injektion

Die **intrakutane (i.c.) Injektion** (Abb. 2.7) hat im Wesentlichen **drei Anwendungsgebiete**:
- Tuberkulin-Testung mit Alt-Tuberkulin
- Allergietestung
- Schmerztherapie mit Hautquaddeln

Benutzt wird in der Regel die Kanülengröße Nr. 20. Als Spritzengröße empfiehlt sich in Anbetracht des sehr kleinen Injektionsvolumens von max. 0,1 ml die Verwendung von sog. Tuberkulinspritzen, die bei einem Volumen von 1,0 ml eine Teilung von 1/100 ml aufweisen.

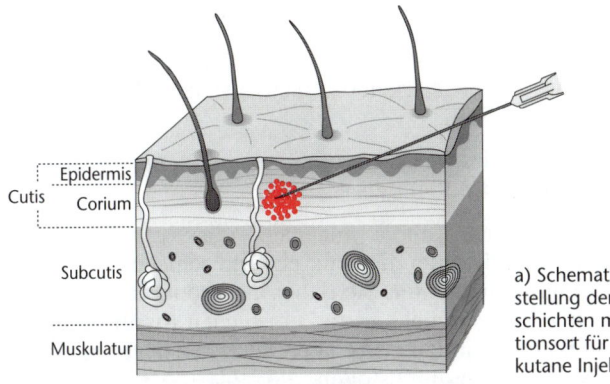

a) Schematische Darstellung der Hautschichten mit Injektionsort für eine intrakutane Injektion.

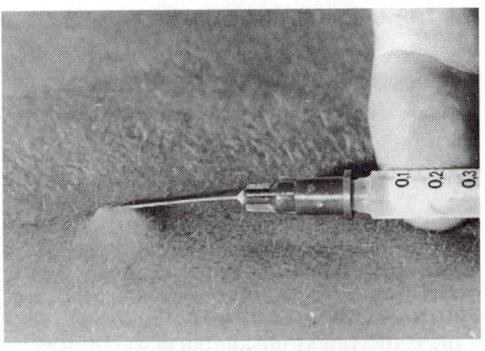

b) Die Kanüle wird flach in die Haut eingestochen und unter leichtem Anheben vorsichtig vorgeschoben.

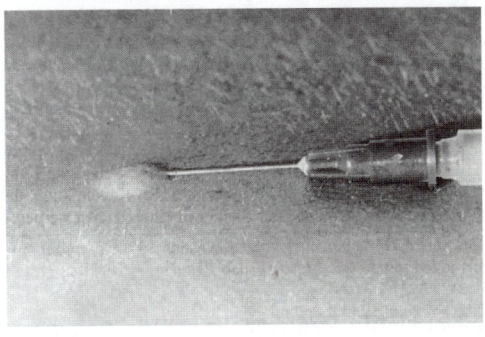

c) Nach Injektion von 0,05–0,1 ml bildet sich eine deutliche Quaddel.

Abb. 2.7 Intrakutane Injektion.

┌─ PRAXIS ───┐

Die für die Injektion ausgewählte Hautstelle sollte nach Möglichkeit keiner stärkeren mechanischen Beanspruchung ausgesetzt sein.

- Injektionsort desinfizieren (üblich, wenn auch wahrscheinlich nicht nötig).

- Stechen Sie die Kanüle mit nach oben gerichtetem Anschliff ganz flach in die Haut ein und schieben Sie sie ca. 2–3 mm vor. Achten Sie dabei insbesondere darauf, dass Sie einerseits nicht zu tief einstechen (dann liegen Sie subkutan), andererseits aber auch die Haut nicht beim Vorschieben durchstoßen.

└──┘

! Schon bei Injektionen von **0,1 ml** muss sich eine **deutliche Quaddel** bilden. Ist dies nicht der Fall, so liegt die Kanüle falsch, nämlich schon subkutan. Die Kanüle muss entfernt und an anderer Stelle neu eingestochen werden.

In der Regel genügt ein und dieselbe Kanüle für mehrere Hautquaddeln. Allenfalls bei einem Wechsel des Injektionsareals oder – wie in der „Naturheilkunde" in Einzelfällen üblich – **sehr zahlreichen Quaddeln** muss die **Injektionskanüle gewechselt** werden.

Wie in Abbildung 2.7b dargestellt, wird die Kanüle flach in die Haut eingestochen und unter leichtem Anheben vorsichtig vorgeschoben. Nach Injektion von 0,05–0,1 ml bildet sich eine deutliche Quaddel (Abb. 2.7c).

2.7 Die subkutane Injektion

Drei Injektionsgebiete werden für **subkutane (s.c.) Injektionen** genannt (Abb. 2.8):

- **Bauchhaut:** Hautareal zwischen Crista iliaca und Bauchnabel. Um den Nabel sollten 2 cm frei gelassen werden

- **Oberschenkel:** Außenseite des Oberschenkels (Handbreit über dem Knie frei lassen)

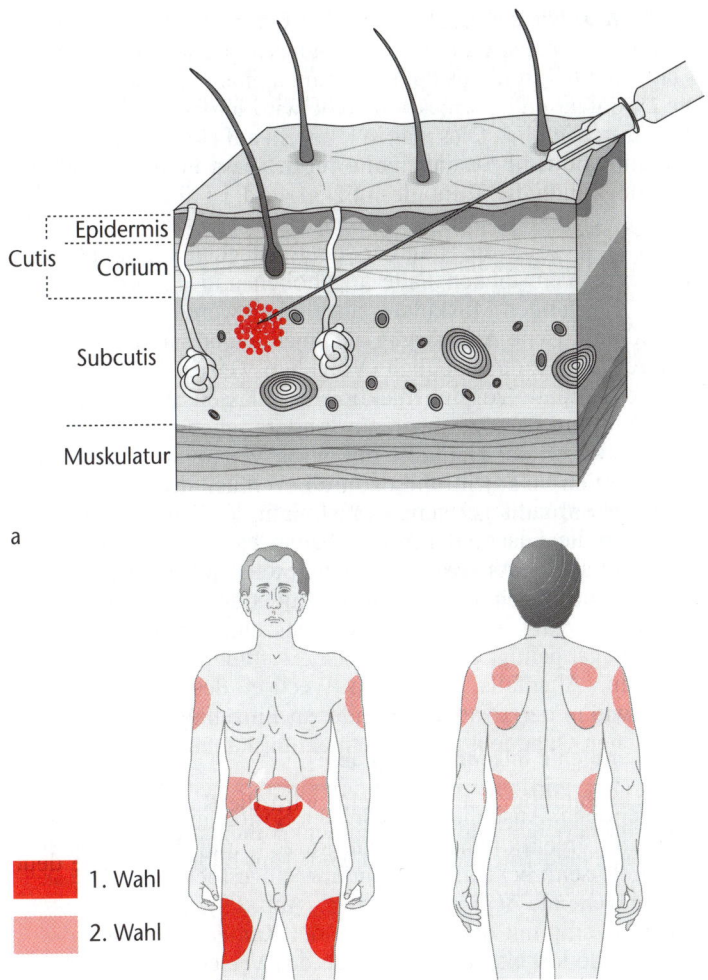

a

b

🟥	1. Wahl
🟥	2. Wahl

Abb. 2.8 Subkutane Injektion: a) Schematische Darstellung der Hautschichten mit Injektionsort für eine subkutane Injektion; b) Injektionsorte der 1. und 2. Wahl für s.c. Injektionen.

- **Oberarm:** Die s.c. Injektion in den Oberarm ist umstritten, da wegen des meist dünnen Unterhautgewebes leicht die Muskulatur erreicht und aus der subkutanen eine i.m. Injektion wird.

Die **Desinfektion** der **Injektionsstelle** wird in der Klinik üblicherweise durchgeführt. Dies mag in Hinsicht auf Hospitalkeime sinnvoll sein, obwohl Studien nahe legen, dass eine Desinfektion nicht notwendig ist. Wenn desinfiziert wird, ist die Einwirkzeit zu beachten.

In jedem Fall sollte die Haut vor dem Einstechen mit zwei Fingern in einer 2–3 cm dicken Falte angehoben und dadurch von der darunter liegenden Muskulatur abgehoben werden.

Für die praktische **Ausführung** der **Injektion** empfehlen verschiedene Autoren unterschiedliche Vorgehensweisen: Einige empfehlen, die Hautfalte vor der Injektion loszulassen, umzugreifen, zu aspirieren und dann zu injizieren. Andere sehen die Gefahr, dass beim Loslassen der Hautfalte mit deren Verstreichen die Kanüle unwillkürlich tiefer tritt und dadurch eventuell doch noch in der unter der Subkutis gelegenen Muskulatur zu liegen kommt. Sie glauben zudem, dass aufgrund des Fehlens größerer Gefäße in der Subkutis auf eine Aspiration verzichtet werden könne bzw. durch die Verwendung sehr kleinvolumiger Injektionskanülen bei der i.c. Injektion unrealistisch lange Aspirationszeiten notwendig seien.

PRAXIS

Ich empfehle folgendes Vorgehen:
Die Haut wird mit einer Hand in einer 2–3 cm dicken Falte abgehoben. Anschließend wird die Spritze mit der für subkutane Injektionen üblichen kurzen und kleinlumigen Kanüle senkrecht in die Hautfalte eingestochen und **ohne vorangehende Aspiration** injiziert (Abb. 2.9).
Gleichzeitig mit dem Entfernen der Kanüle wird dann die Hautfalte losgelassen, was durch das Verschieben der einzelnen Hautschichten den Verschluss des Stichkanals fördert.

Wenn im Einzelfall das minimale Restrisiko einer versehentlichen intravasalen Injektion nicht vertretbar erscheint (z. B. bei Hyposensibilisierungen mit Allergenlösungen), bleiben zwei Möglichkeiten: Entweder wird die Hautfalte losgelassen (**cave:** intramus-

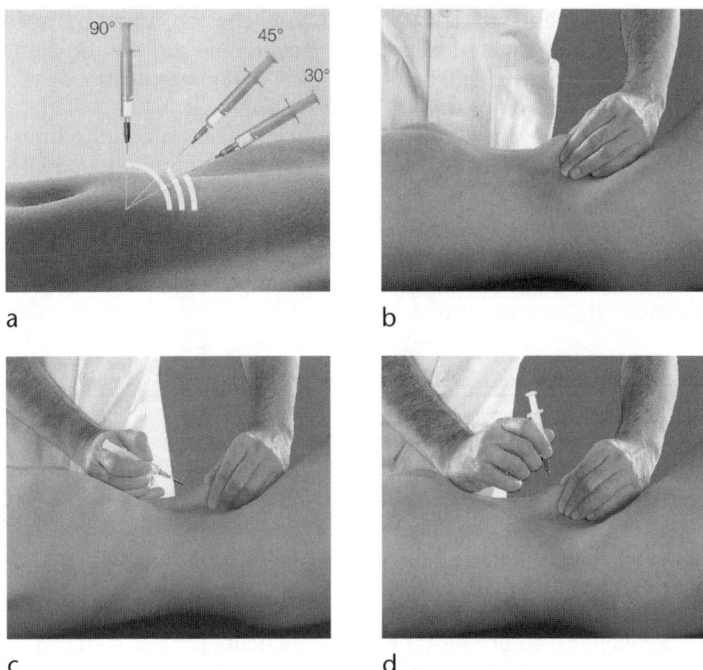

a   b

c   d

Abb. 2.9 Injektionstechnik der subkutanen Injektion: a) Der Injektionswinkel hängt von der Länge der Nadel ab. Die Kanülen Nr. 15–20 (19–26 mm) werden im Winkel von 30 bis 45°, kurze Kanülen ohne Pravaz-Nummer (12–16 mm) werden senkrecht zur Hautoberfläche eingestochen; b) Nach Desinfektion der Haut wird das Unterhautfettgewebe vom darunter liegenden Muskelgewebe abgehoben (nicht pressen); c) Die Injektion wird im entsprechenden Winkel durchgeführt. Die Hautfalte sollte bei einer dünnen Subkutis nicht losgelassen werden, da die Nadel sonst ins Muskelgewebe rutschen kann; d) Wenn die Injektionsstelle korrekt aufgesucht wurde, kann bei der subkutanen Injektion auf die Aspirationskontrolle verzichtet werden.

kuläre Injektion!), umgegriffen und in üblicher Weise – ausreichend lange! – aspiriert. Die Dauer des Aspirationsversuchs ist hierbei abhängig von der Kanülengröße, je kleiner die Kanüle, desto länger muss aspiriert werden.

Oder die Hautfalte wird mit der linken Hand beibehalten und gleichzeitig mit der rechten Hand in „Einhandtechnik" aspiriert. Bei dieser Technik lassen sich Scherkräfte auf die eingestochene Kanüle und damit eine zusätzliche Belästigung des Patienten allerdings nicht sicher vermeiden.

Komplikationen sind relativ **selten**. Am ehesten kommen noch **lokale Infektionen** und **allergische Reaktionen** auf das injizierte Medikament sowie ein **beschleunigter Wirkungseintritt** bei versehentlicher intramuskulärer Injektion vor.

Wenn Patienten über lange Zeit immer wieder subkutane Injektionen erhalten – dies ist insbesondere bei insulinpflichtigen Diabetikern der Fall –, so sollte durch ein Injektionsschema sichergestellt werden, dass täglich wechselnde Injektionsorte gewählt werden. Nur so kann verhindert werden, dass sich im Laufe der Zeit subkutan bindegewebige Narben bilden, aus denen das Injektionsdepot dann wesentlich langsamer resorbiert werden würde.

PRAXIS

Von einzelnen Autoren wird empfohlen, bei der subkutanen Injektion eine Einstichrichtung zu wählen, die in einem Winkel von 15–20° zur Hautoberfläche liegt (GABKA).

Obwohl dies in der Praxis möglicherweise von untergeordneter Bedeutung ist, halte ich eine senkrechte Einstichrichtung für vorteilhafter.

Durch den kürzeren Weg, den die Kanülenspitze bis zum Erreichen einer bestimmten Einstichtiefe zurücklegen muss, ist die Gefahr der Verletzung von Nerven und Blutgefäßen geringer, die Injektion dadurch weniger schmerzhaft und die Entstehung subkutaner Hämatome seltener. Dies ist insbesondere dann der Fall, wenn die Blutgerinnung (beispielsweise durch Injektion von Heparin) herabgesetzt ist.

Auch die immer wieder erwähnte Einstichrichtung „zum Herzen hin" lässt sich nach meiner Auffassung nicht sinnvoll begründen, hat jedoch bis auf die geschilderte Länge des Stichkanals auch keine Nachteile.

Bei der Wahl der **Kanülengröße** genügen für eine subkutane Injektion in der Regel Kanülen der **Größen Nr. 18 oder 20**. Obwohl sich der Schmerz beim Einstechen durch Verwendung kleinerer Kanülen nur wenig verringert, ist doch zu bedenken, dass der Patient die Kanüle bei der subkutanen Injektion eher zu sehen bekommt als bei der intramuskulären. Schon deshalb sollte man auf den psychologischen Vorteil kleinerer Kanülen nicht verzichten.

┌─ **BEACHTE** ──────────────────────────────

Keine subkutanen Injektionen bei:
- Schockzuständen mit Zentralisation des Blutvolumens
- Ödem, Infektion oder Entzündung an der Injektionsstelle

Vorsicht bei:
- Antikoagulanzientherapie oder Blutungsneigung
- mangelhaften Kenntnissen des Injizierenden
- fehlender Einwilligung des Patienten

└──

2.7.1 Besonderheiten bei der Insulininjektion

Das häufigste subkutan injizierte Medikament ist sicher Insulin. Im Hinblick auf die beim Typ-I-Diabetes lebenslang notwendige und täglich mehrmals wiederholte Injektion müssen folgende Besonderheiten bedacht werden.

┌─ **MERKE** ──────────────────────────────

Wie langjährige Beobachtungen gezeigt haben, ist eine **Hautdesinfektion** vor der subkutanen Injektion von Insulin im Regelfall **nicht notwendig**. Auch die Injektionskanülen, z. B. an den über längere Zeit benutzten Pen-Injektionshilfen, müssen nicht nach jeder Injektion gewechselt werden, da die Silikonbeschichtung der Nadeln das Haften von Bakterien weitgehend verhindert. Eine praktisch relevante Kontaminierung des Inhalts von Insulinampullen zur wiederholten Verwendung, wie sie für die Injektion mittels Einmalspritzen noch benutzt werden, kommt aufgrund des zugesetzten Konservierungsstoffes nicht vor.

- Zur Vermeidung subkutaner Sklerosierungen durch ständig wiederkehrende Insulininjektionen muss die Einstichstelle regelmäßig gewechselt werden. Hierzu haben sich Injektionsschemata als hilfreich erwiesen, bei denen durch eine feste Koppelung bestimmter Hautareale von Bauch und Oberschenkel an bestimmte Wochentage und Tageszeiten der ständige Wechsel der Injektionsstelle sichergestellt wird.

└──

Die Resorptionsgeschwindigkeit des injizierten Insulins wird in erster Linie durch die Galenik bestimmt. So werden bestimmte Verzögerungsinsuline aus ihrem subkutanen Depot nahezu gleichmäßig über 8 bis zu 24 Stunden freigesetzt. Weitere Einflussfaktoren entnehmen Sie bitte der Tabelle 2.2.

Tab. 2.2 Einflussfaktoren auf die Insulinresorption

Verzögerung der Resorption	Beschleunigung der Resorption
Niedere Hauttemperatur am Injektionsort	Hohe Hauttemperatur am Injektionsort
Injektion in den Oberschenkel	Injektion in die Bauchhaut
Hohes Lebensalter	Lokale Massage
Hohe Insulin-Einzeldosis	Mehrere kleine Insulindosen

PRAXIS

Das Aufziehen des Insulins, Einstellen des Pen und die Injektion sollten möglichst vom Patienten selbst durchgeführt werden.

- **Insulinvorrat** im Kühlschrank aufbewahren. Pen und in Gebrauch befindliche Insulinflaschen müssen nicht im Kühlschrank gelagert werden

- **Konzentration** des **Insulin** (U 40, U 100) und Skalierung der Insulinspritze beachten

- Verzögerungs- oder Mischinsulin vorsichtig schwenken oder rollen (nicht schütteln → Luftblasen)

- **Zwei Insuline mischen** (**Achtung:** zinkverzögerte Insuline [z. B. Ultratard®, Semilente®, Monotard® HM] können **nicht** mit **anderen Insulinen** gemischt werden)
  - Fläschchen mit Verzögerungsinsulin rollen, Luft injizieren, Nadel herausziehen
  - Luft in Fläschchen mit Normal-Insulin injizieren und gewünschte Einheiten Normalinsulin aufziehen
  - Gewünschte Einheiten Verzögerungsinsulin aufziehen
  - Keine zusätzlichen Einheiten aufziehen, um sie mit Luft zurückzuspritzen!

Injektion mit einem PEN

- Verzögerungs- und Mischinsulin vor Injektion durch wiederholtes Kippen oder Schwenken mischen
- Nadel senkrecht nach oben halten und 1 bis 2 Einheiten abspritzen
- Einheiten einstellen und injizieren

Subkutane Injektion

- Senkrecht in abgehobene Hautfalte, bei dünnem Fettgewebe im 45°-Winkel.
- Eine **Aspiration** ist bei korrekter subkutaner Kanülenlage **nicht notwendig**.

PRAXIS

Faustregel: die abendliche Injektion in den Oberschenkel (langsamere Resorption), die anderen Injektionen in den Bauch (schnellere Resorption).

! Gelegentlich spritzen Diabetiker ihr Insulin i.m., wenn eine schnelle BZ-Senkung erwünscht ist.

Rötungen, Juckreiz und Schwellungen an der Injektionsstelle sind bei den modernen hochgereinigten Insulinen selten. Für diese allergischen Reaktionen sind meist die Zusatzstoffe verantwortlich → Insulinpräparat wechseln.

2.8 Die intramuskuläre Injektion

Wird ein Medikament direkt in einen Skelettmuskel gespritzt, wird es vom Körper schneller resorbiert als bei einer subkutanen Injektion. Der Vorteil von intramuskulären (i.m.) Injektionen liegt darin, dass Wirkungseintritt eines Arzneimittels sowie Wirkungsstärke und Wirkungsdauer gut kalkulierbar sind.
Für intramuskuläre Injektionen sind besonders der **Gesäßmuskel** (M. glutaeus medius), aber auch der **Oberschenkelmuskel** (M. vastus lat.) und der **Deltamuskel** des Oberarms (M. deltoideus) geeignet.

Besonders die Lokalisation des Einstichortes muss bei intramuskulären Injektionen sehr sorgfältig ausgewählt werden, da die Gefahr der Verletzung von Nerven und Gefäßen besteht. Zur Bestimmung des richtigen Injektionsortes gibt es verschiedene Methoden, die in den folgenden Kapiteln beschrieben sind.

2.8.1 Die ventrogluteale Methode nach Hochstetter

In der Abbildung 2.10 sind zur Orientierung die Nervenverläufe in der Glutealregion eingezeichnet. Zum Auffinden der zur i.m. Injektion geeigneten Stelle gehen Sie folgendermaßen vor:
- Bringen Sie den Patienten in eine entspannte Seiten- oder Rückenlage, dabei sind die Knie leicht anzuwinkeln.
- Legen Sie die linke Zeigefingerkuppe auf die rechte Spina iliaca ant. sup. (vorderer oberer Darmbeinstachel) und spreizen Sie den Mittelfinger derselben Hand entlang dem Beckenkamm maximal nach hinten (Abb. 2.11).
  Benutzen Sie für die Methode nach Hochstetter auf der rechten Gesäßhälfte die linke Hand und umgekehrt.
- Dann wird die Hand (mit dem Zeigefinger auf dem Darmbeinstachel als Drehpunkt) nach vorn gedreht, bis der Handballen

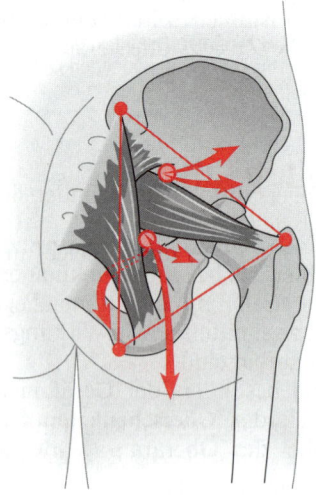

Abb. 2.10 Die Nervenbahnaustrittsstellen in der Gesäßregion. Die Leitungsbahnen verlassen das Becken oberhalb und unterhalb des M. piriformis (modifiziert nach Schumacher).

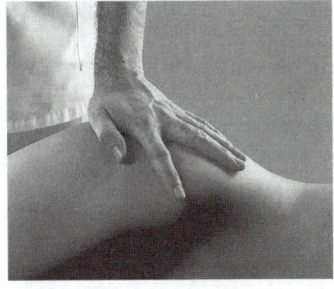

a

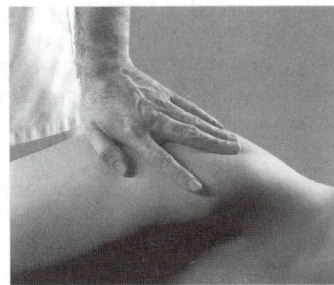

b

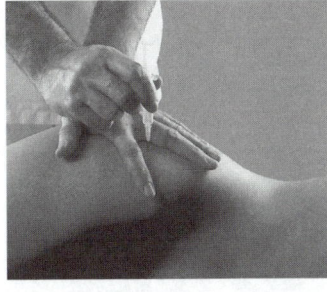

c

Abb. 2.11 Technik der intramuskulären Injektion nach HOCHSTETTER: a) Der Zeige-finger wird an den vorderen Darmbeinstachel angelegt, der Mittelfinger tastet den Darmbeinkamm entlang. b) Damit der Handballen auf dem Trochanter major zu liegen kommt, wird der Mittelfinger um ca. 2 cm nach unten verschoben. Der Zeigefinger auf dem Darmbeinstachel bleibt dabei liegen. c) Die Injektion erfolgt in der unteren Hälfte des zwischen Zeige- und Mittelfinger entstehenden Dreiecks (mit freundlicher Genehmigung von NOVARTIS PHARMA GmbH Nürnberg).

auf dem Trochanter major liegt. Der Mittelfinger befindet sich jetzt wenige Zentimeter unterhalb des Beckenkamms.
- Der Einstich erfolgt im unteren Drittel des durch Zeige- und Mittelfinger aufgespannten Dreiecks.

2.8.2 Die Crista-Methode nach SACHTLEBEN

Der Patient wird ebenfalls mit leicht angewinkelten Knien in eine entspannte Seiten- oder Rückenlage gebracht. Als Bezugspunkt dienen der Beckenkamm und der Trochanter major.

- Stehen Sie **hinter** dem **Patienten**, legen Sie den Zeigefinger einer Hand (bei Linksseitenlage die linke Hand) auf den Beckenkamm, so dass die Zeigefingerspitze am vorderen oberen Darmbeinstachel liegt (Abb. 2.12).
- Stehen Sie **vor** dem **Patienten**, legen Sie bei Linksseitenlage den Zeigefinger der rechten Hand so auf den Beckenkamm, dass der vordere obere Darmbeinstachel in dem von Zeigefinger und Daumen gebildeten C liegt (Abb. 2.12). Der Injektionsort liegt jeweils auf der gedachten Linie zwischen dem Zeigefinger-mittelgelenk und dem Trochanter major unterhalb des Beckenkamms, und zwar bei:
  - **Kindern bis 1,00 m** Körpergröße 1 Fingerbreit (~ 2,5 cm)
  - **Kindern bis 1,50 m** Körpergröße 2 Fingerbreit (~ 5 cm)
  - **Erwachsenen** 3 Fingerbreit (~ 7,5 cm)

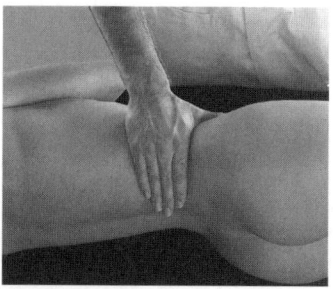

a

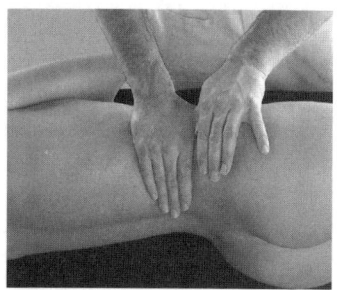

b

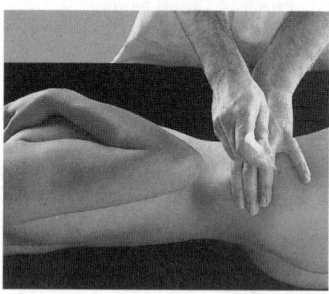

c

Abb. 2.12 Technik der intramuskulären Injektion nach der Methode SACHTLEBEN:
a) Eine Hand wird in den Hüftbereich gelegt, die Kante des Zeigefingers soll dabei am Darmbeinkamm anliegen.
b) Die Injektionsstelle befindet sich ab einer Körpergröße von 150 cm auf einer gedachten Linie 3 Querfinger unterhalb des Darmbeinkamms. Bei einer Körpergröße zwischen 100 und 150 cm beträgt der Abstand zum Darmbeinkamm 2 Querfinger, unter 100 cm nur noch 1 Querfinger.
c) Die Injektion sollte möglichst weit lateral erfolgen (mit freundlicher Genehmigung von NOVARTIS PHARMA GmbH Nürnberg).

2.8.3 Die LANZ- und WACHSMUTH-Methode

Die Injektion erfolgt in den vorderen Teil des mittleren Gesäßmuskels, den M. gluteus medius (Abb. 2.13).

Die Crista iliaca (der bogenförmig verlaufende Darmbeinkamm) stellt die obere Begrenzung des Injektionsfeldes dar. Die untere Begrenzung ist eine gedachte Linie zwischen dem vorderen oberen Darmbeinstachel (Spina iliaca anterior superior) und dem hinteren oberen Darmbeinstachel (Spina iliaca posterior superior). In der Praxis kann das Auffinden des hinteren oberen Darmbeinstachel oft Schwierigkeiten bereiten, da er nicht immer als Grübchen sichtbar ist.

- Die **Injektionsrichtung** ist immer **kopfwärts**. Bei Einhaltung der Einstichrichtung der Kanüle sind Schädigungen des Ischiasnervs sowie der oberen Gesäßnerven und der Glutealgefäße ausgeschlossen.
- Der Muskel wird beim normalgewichtigen Patienten in 4–5 cm Tiefe erreicht.

Spina iliaca posterior superior   Crista iliaca   Spina iliaca anterior superior

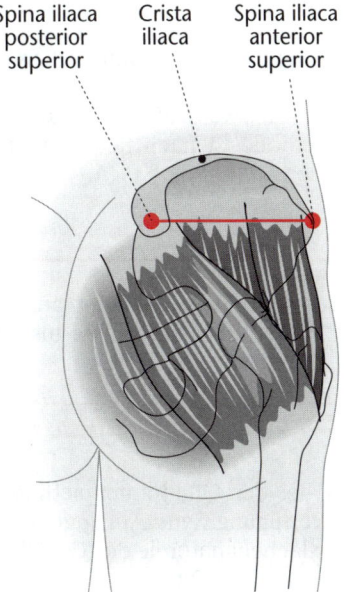

Abb. 2.13 Injektionstechnik nach LANZ und WACHSMUTH: Das Injektionsfeld liegt oberhalb der Verbindungslinie zwischen vorderem oberem und hinterem oberem Darmbeinstachel.

> **!** Die Stichrichtung der Kanüle darf niemals fußwärts ge-
> neigt sein, da die Kanülenspitze sich dabei unterhalb
> der gedachten Linie zwischen dem vorderen oberen
> und dem hinteren oberen Darmbeinstachel befinden
> kann und dann Nerven- und Gefäßverletzungen möglich
> sind.

MERKE

Der **Vorteil** dieser Methode besteht darin, dass das Injektionsfeld genügend Abstand sowohl zu den Gesäßnerven
(N. gluteus superior) und den Blutgefäßen (A. glutea) hat.
Nachteilig ist, dass die Muskelschichten in diesem Bereich
dünner sind, dadurch ist es schwieriger, die richtige Einstichtiefe zu finden. Bei zu tiefem Einstechen trifft die Injektionskanüle auf die sehr schmerzempfindliche Knochen-
haut, sticht man zu zaghaft ein, erreicht man nicht den
Muskel, sondern nur das Unterhautfettgewebe.

2.8.4 Die Quadrantenmethode

Hierbei befindet sich die Einstichstelle im oberen äußeren
Quadranten einer Gesäßhälfte.
Diese von mir noch in der ersten Auflage – wenn auch mit starken
Einschränkungen – empfohlene Methode ist nach heutigen Er-
kenntnissen grundsätzlich abzulehnen.

BEACHTE

Kommt es bei Anwendung dieser Methode zu Schäden am
Patienten, wird dies nach derzeitiger Rechtsprechung als
Behandlungsfehler gewertet.

Dies liegt wesentlich daran, dass bei der Quadrantenmethode
kein knöcherner Bezugspunkt zur Verfügung steht. Abhängig von
der außerordentlich variablen Oberflächenanatomie des Gesäßes
und durch falsche Einteilung des Gesäßes in Quadranten kam es

deshalb wiederholt zu Problemen, die diese früher allgemein übliche Lokalisation der Injektionsstelle heute obsolet erscheinen lassen.

Auch der Versuch, durch nochmalige Abgrenzung eines oberen äußeren Quadranten im ersten oberen äußeren Quadranten eine weitere Eingrenzung zu erreichen, hat die geschilderten Ungenauigkeiten nicht verhindern können.

! Verwenden Sie die Quadrantenmethode heute nicht mehr!

2.8.5 Injektion in den Oberschenkel

Eine Hand wird auf den Trochanter major gelegt, die andere oberhalb der Kniescheibe. Die abgespreizten Daumen markieren die Mittellinie. Das Injektionsgebiet liegt im mittleren Drittel ober-

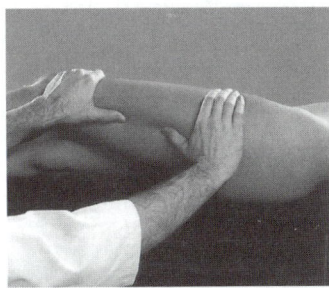

a

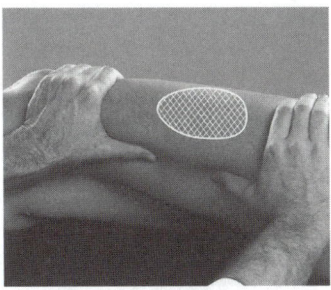

b

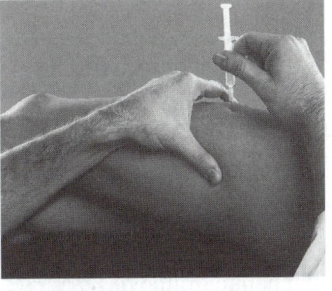

c

Abb. 2.14 Injektion in die Oberschenkelmuskulatur nach HOCHSTETTER:
a) Man legt zum Auffinden der Injektionsstelle die Kleinfingergrundgelenke auf die Knochenvorsprünge des Rollhügels bzw. der Kniescheibe. Mit abgespreizten Daumen lässt sich die Begrenzung des M. vastus lateralis ertasten. b) Die Injektionsstelle befindet sich oberhalb der beiden Daumenspitzen (nicht dazwischen!). c) Der Einstich erfolgt senkrecht in Richtung Oberschenkelknochen (mit freundlicher Genehmigung von NOVARTIS PHARMA GmbH Nürnberg).

halb dieser Mittellinie an der Außenseite des Oberschenkels (Abb. 2.14 und 2.15).

2.8.6 Injektion in den Oberarm

Der Arm sollte entspannt herabhängen und darf nicht rotiert sein. Die Injektion erfolgt in die Mitte des M. deltoideus an der Außenseite des proximalen Oberarms (Abb. 2.16).

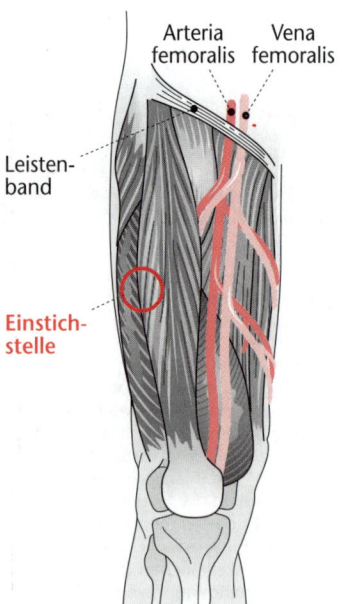

Abb. 2.15 Schematische Darstellung der Einstichstelle bei i.m. Injektionen in den Oberschenkel.

Der Deltamuskel des Oberarmes ist der Standard-Injektionsort für alle aktiven Impfungen bei älteren Kindern und bei Erwachsenen.

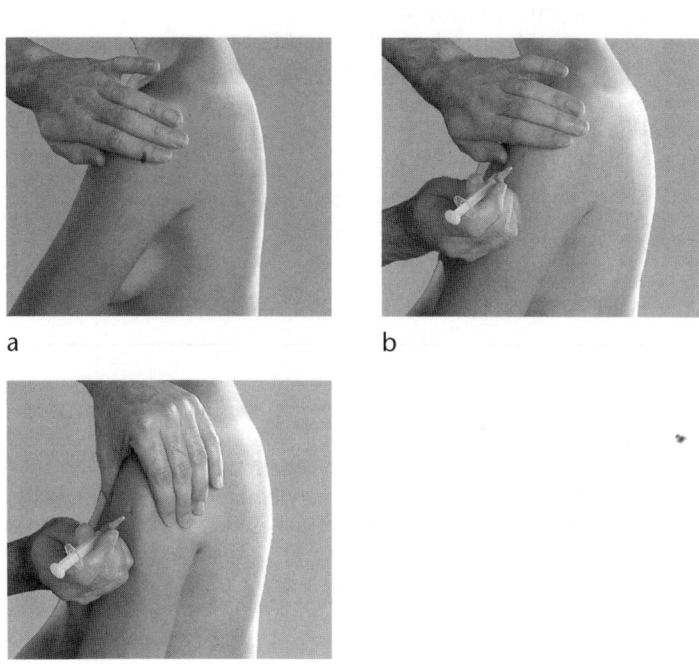

a b

c

Abb. 2.16 Intramuskuläre Injektionen in die Oberarmmuskulatur: a) Die geeignete Injektionsstelle liegt auf der höchsten Erhebung des Musculus deltoideus, 3 Querfinger unterhalb des Akromions. b) An dieser Stelle besteht die geringste Gefahr, Nerven und Gefäße zu verletzen. c) Die Injektion erfolgt senkrecht zur Hautoberfläche (mit freundlicher Genehmigung von NOVARTIS PHARMA GmbH Nürnberg).

Durchführung der i.m. Injektion

┌─ **PRAXIS** ─────────────────────────────────

Richten Sie auf einem Tablett folgende Gegenstände:
- Hautdesinfektionsmittel
- Abwurfgefäß für gebrauchte Kanülen
- Abwurfschale für den Abfall
- Schere
- Pflasterstreifen
- Sterilisierte Tupfer
- ggf. Ampullensäge
- Arzneimittelampullen
- Aufziehkanüle
- i.m. Injektionskanülen
- Einmalspritzen passender Größe

Verwenden Sie bei der intraglutealen Injektion beim Erwachsenen ausschließlich die hierzu vorgesehenen Spezialkanülen von 70 mm Länge. Besonders bei übergewichtigen Patienten gelangt das Medikament sonst nicht in das Muskelgewebe, sondern in das darüber liegende subkutane Fettgewebe.
Nur bei Kindern darf zur intraglutealen Injektion eine Kanüle der Größe Nr. 1 oder Nr. 2, bei Kleinkindern auch 12 oder 14 verwendet werden.

┌─ **BEACHTE** ─────────────────────────────────

Spritzen Sie möglichst nicht am stehenden Patienten, auch wenn sich dies in manchen Kliniken und Praxen so eingebürgert hat.
Sie kommen sonst in Schwierigkeiten, falls der Patient kollabiert. Zudem können liegende Patienten ihre Muskulatur besser entspannen.

Erklären Sie dem Patienten, dass er eine i.m. Spritze bekommen soll, und holen Sie seine Einwilligung ein und:

- Sorgen Sie für Sichtschutz, geschlossene Fenster und bequeme Lagerung des Patienten.
- Waschen und desinfizieren Sie Ihre Hände.
- Erklären Sie dem Patienten, was geschieht. Sagen Sie ihm vor allem, dass er während der Vorbereitungsphase (Desinfektion usw.) noch keine Angst vor dem Einstich zu haben braucht.
- Lokalisieren Sie nun die Einstichstelle.
- Befeuchten Sie einen Zellstofftupfer mit Desinfektionsmittel. Reinigen Sie die Einstichstelle damit von gröberen Verunreinigungen.
- Sprühen Sie die Einstichstelle deckend mit Desinfektionsmittel ein. Lassen Sie das Desinfektionsmittel ausreichend lange einwirken. Orientieren Sie sich hierbei an den Gebrauchshinweisen des Herstellers. Erklären Sie dem Patienten, warum Sie so lange warten müssen.
  Wir empfehlen ausschließlich die Verwendung moderner Spezialdesinfektionsmittel mit kurzen Einwirkzeiten von nur 15 bis 20 Sekunden (z. B. Kodan® spezial).
- Entfernen Sie den Kanülenschutz erst unmittelbar vor dem Einstechen. Achten Sie dabei unbedingt darauf, dass Sie beim Abziehen des Kanülenschutzes nicht versehentlich die Kanüle mit Ihren Fingern berühren.
- Stechen Sie zügig und genau senkrecht zur Hautoberfläche so weit ein, dass die Kanülenspitze sicher intramuskulär liegt (Abb. 2.17a).

! Auch ich kenne die zahlreichen Tipps und Tricks, mit denen sich der Einstich nach Ansicht ihrer Verfechter schmerzlos gestalten lässt. Ich halte sie alle für mehr oder weniger unnötig, oft sinnlos und manchmal gefährlich. Bei optimaler Injektionstechnik verursacht der Einstich selbst praktisch keine nennenswerten Schmerzen. Die Angst vor der Injektion oder Schmerzen durch ölige und gewebeirritierende Medikamente lassen sich auch durch vorheriges Kneifen, Beklopfen oder langfristig geplante Überrumpelungsmanöver nicht ausschalten.

! Erzählen Sie insbesondere Kindern nicht, dass es nicht weh tut. Die Erfahrung wird sie bald eines Besseren belehren, und Sie haben Ihren Vertrauensvorschuss für immer verspielt.

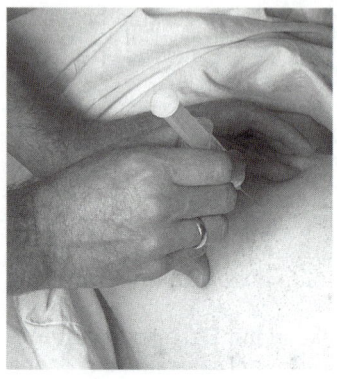

a

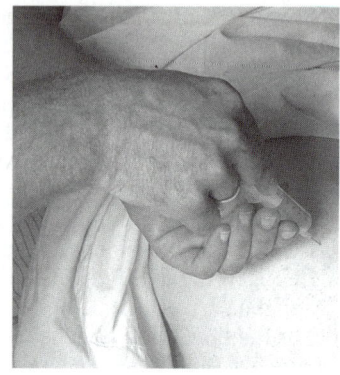

b

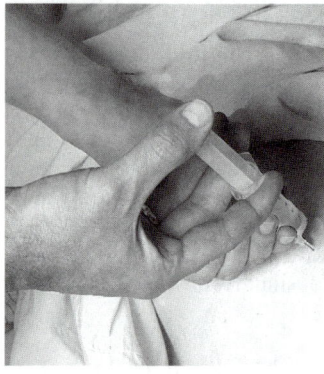

c

Abb. 2.17 Die Ausführung der i.m. Injektion: a) Punktieren der Muskulatur mit der Injektionskanüle; b) Aspirieren; c) Injizieren.

BEACHTE

Falls Sie auf den Darmbeinknochen aufkommen, ziehen Sie die Kanüle ca. 1 cm zurück. Injizieren Sie nicht direkt auf den Knochen.

- Aspirieren Sie immer, bevor Sie injizieren! Sie stellen damit sicher, dass die Kanülenspitze nicht zufällig in einem Blutgefäß liegt (Abb. 2.17b und c).

- Halten Sie dazu die Spritze mit der linken Hand fest und ziehen Sie mit der rechten den Stempel so weit

---

zurück, dass am Kanülenansatz kleine Luftblasen zu sehen sind.

- Warten Sie einen Moment in dieser Haltung, besonders bei sehr dünnen Kanülen.
Wenn auch dann kein Blut sichtbar wird, liegen Sie richtig, d. h. nicht intravasal.

- Falls Sie Blut aspirieren, ziehen Sie die Kanüle ganz heraus. Wechseln Sie die Kanüle gegen eine neue aus, und stechen Sie dann an einer anderen Stelle, eventuell auf der Gegenseite, neu ein.

- Erklären Sie dem Patienten, warum Sie das tun.

- Stark mit Blut vermischtes Medikament muss neu aufgezogen werden.

- Injizieren Sie langsam, insbesondere bei öligen Lösungen. Fixieren Sie mit der linken Hand die Kanüle. Bei Injektionslösungen, die einen Lokalanästhetikum-Zusatz enthalten, sollten Sie nach der Injektion von 1–2 ml wenige Sekunden warten, bis dieser wirkt. Dadurch wird die weitere Injektion schmerzärmer. Eventuell können Sie das Medikament nach der Injektion durch kreisende Bewegungen mit dem Tupfer etwas verteilen.

- Ziehen Sie die Kanüle schnell und gerade heraus. Wenn Sie die Kanüle direkt anfassen, kann sie sich nicht von der Spritze lösen und in der Haut zurückbleiben.

- Ein Pflaster ist meist unnötig. Es kann jedoch bei Blutungen aus angestochenen Hautgefäßen, um Verunreinigungen zu vermeiden, und aus psychologischen Gründen sinnvoll sein.

Keine intramuskulären Injektionen bei:
- Schockzuständen mit Zentralisation des Blutvolumens
- Patienten mit Blutungsneigung oder Antikoagulanzientherapie
- Ödem, Entzündung, Infektion an der Injektionsstelle
- Verdacht auf Herzinfarkt (wegen Störung der Labordiagnostik und eventuell anschließender Antikoagulation der Fibrinolysebehandlung)

- Mangelhaften Kenntnissen des Injizierenden
- Fehlender Einwilligung des Patienten

2.8.7 Komplikationen der intramuskulären Injektion

Es kann unter Umständen auch bei korrekter Injektionstechnik in den Gesäßbereich vorkommen, dass Patienten über anhaltende Schmerzen klagen, die häufig in das gleichseitige Bein ausstrahlen. Auch vorübergehende Gehstörungen werden angegeben. Sind bei der Injektion alle Vorsichtsmaßregeln beachtet worden, bilden sich die Beschwerden jedoch ohne Therapie innerhalb weniger Stunden zurück. Möglicherweise handelt es sich dabei um Nervenirritationen, verursacht durch aggressive Medikamente, die auch bei korrekter Technik bis in Nervennähe diffundieren können.

Spritzenabszess

Der Spritzenabszess ist relativ selten (heute vermutlich seltener als 1:100000) und tritt insbesondere bei abwehrgeschwächten Patienten (z. B. Zytostatikatherapie, Diabetes) auf. Gerade bei diesen Patienten sollte man besonders an diese Gefahr denken.
Je nach Lage kann ein Abszess unter Umständen längere Zeit nur unauffällige, von außen unsichtbare Symptome verursachen. Einziges Zeichen ist dann der anhaltende oder zunehmende Schmerz.
Prophylaxe: einwandfreie Injektionstechnik
Therapie: chirurgische Frühinzision

Aseptische Muskelnekrosen

Diese können in Einzelfällen, insbesondere bei bestimmten Medikamenten (z. B. Kortikoide), auch bei korrekter Injektionstechnik auftreten. Sie sind in der Regel nicht vorhersehbar und nur begrenzt vermeidbar.
Prophylaxe: strenge Indikationsstellung bei i.m. Kortikosteroidinjektion, keine Routineinjektionen mit Diclofenac/Dexamethason!

Nervenläsionen

Bei i.m. Injektionen ist hierbei in erster Linie der Nervus ischiadicus betroffen. Während das ausschließliche Anstechen eines Nervs nur typische Parästhesien in dessen Verlauf auslöst, die sofort wieder verschwinden, kann die Injektion nervenschädigender Medikamente in oder in die Umgebung des Nervs zu dessen vollständigem und irreversiblem Ausfall führen.

Da eine Lähmung des N. ischiadicus nach Injektion fast immer auf eine falsche Injektionstechnik zurückzuführen ist, stellt sie das typische Beispiel eines Behandlungsfehlers dar und wird auch juristisch fast ausnahmslos so gewertet!

Treten im Zusammenhang mit einer i.m. Injektion stärkere Schmerzen auf, die in das seitengleiche Bein ausstrahlen, so ist die Injektion sofort abzubrechen.

Prophylaxe: einwandfreie Injektionstechnik, insbesondere genaue Lokalisation der Einstichstelle!

Abbrechen der Injektionskanüle

Diese äußerst seltene Komplikation kommt bei Benutzung von Einmalkanülen praktisch nicht mehr vor. Dennoch ist sie bei tobenden Kleinkindern (Impfungen) oder Fabrikationsfehlern bei der Kanülenproduktion nicht vollständig auszuschließen.

Wenn die abgebrochene Kanüle sich nicht sofort mit den Fingern fassen lässt, sollte sie vor der chirurgischen Entfernung durch Röntgenaufnahmen in zwei Ebenen lokalisiert werden.

2.9 Die intravenöse Injektion

2.9.1 Lokalisation

Intravenöse Injektionen erfolgen in der Regel in die **Armvenen im Ellbogenbereich**. Betrachten Sie zuerst in Ruhe alle zur Injektion in Frage kommenden Venen. Während Sie bei der Blutabnahme alle Venen benutzen können, sollten Sie bei Injektionen wegen der möglichen Verwechslung mit der Arterie nur die Venen des Unterarms oder die der radialen (daumenseitigen) Seite der Ellenbeuge benutzen (Abb. 2.18 und 2.19).

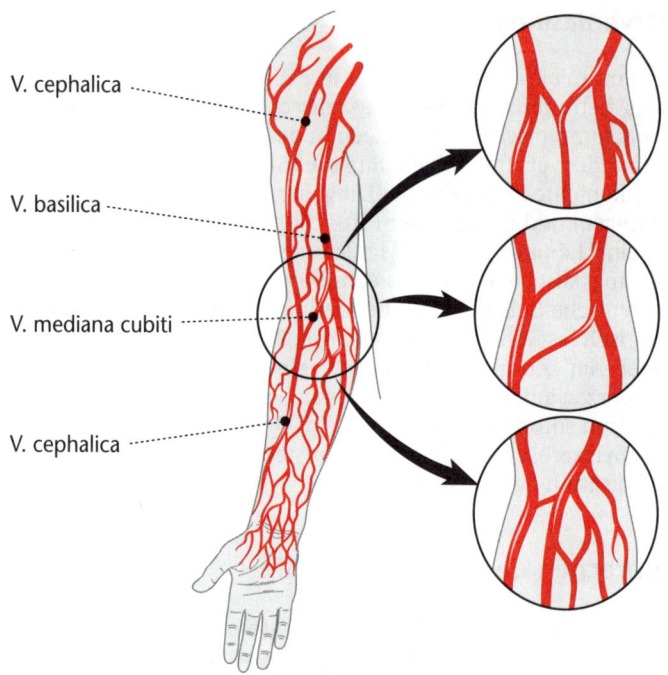

V. cephalica

V. basilica

V. mediana cubiti

V. cephalica

Abb. 2.18 Darstellung der Venen des Armes mit verschiedenen Verlaufsmustern in der Ellenbeuge.

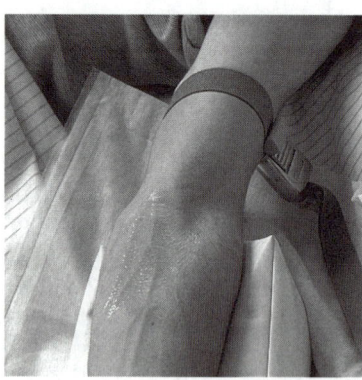

Abb. 2.19 Intravenöse Injektion in die Ellenbeuge.

┌─ **PRAXIS** ──────────────────────────────

Bei **schlechten Venenverhältnissen** in der **Ellenbeuge** kommen für die Blutabnahme auch die **V. cephalica** an der **Daumenseite** des **Handgelenks** bzw. des distalen Unterarms sowie die **Venen des Handrückens** in Frage.

Bei **Säuglingen** und **Kleinkindern** haben sich als venöser Zugang noch die **Venen der Kopfhaut** („Skalpvenen") bewährt, da Verweilkanülen hier ohne Fixierung der Arme gut zu befestigen sind.

Sollten sich im **akuten Notfall** für Blutabnahme oder intravenöse Injektion auch bei sorgfältiger Suche bzw. nach wiederholter Fehlpunktion keine geeigneten Armvenen finden lassen, bieten sich als Ausweg an:

- Die V. jugularis externa im Bereich des Halses

! Denken Sie hierbei an den Unterdruck in den herznahen venösen Gefäßen mit der Gefahr einer Luftaspiration!

- Die Venen an Fußrücken und Unterschenkel
  Hierbei ist zu beachten, dass besonders beim Vorliegen von Krampfadern die Zeit verlängert sein kann, in der das injizierte Medikament den zentralen Blutkreislauf erreicht.

! Bei der Injektion gewebereizender Medikamente ist die Gefahr einer oberflächlichen Thrombophlebitis größer als an den Armvenen.

└──

2.9.2 Durchführung

Richten Sie auf einem Tablett folgende Gegenstände:
- Hautdesinfektionsmittel (farblos)
- Abwurfbehälter für gebrauchte Kanülen und für Abfall
- Heftpflasterstreifen, Schere
- Zellstofftupfer
- Arzneimittelampullen, ggf. Ampullensägen
- Injektions- bzw. Aufziehkanülen, Einmalspritzen
- Stauschlauch, Handschuhe

Technik:

- Bitten Sie den Patienten, sich hinzulegen (dann kann er nicht umfallen) oder sich so hinzusetzen, dass er den Unterarm bequem auf einen Tisch auflegen kann.
- Erklären Sie dem Patienten fortlaufend, was geschieht und was Sie als Nächstes vorhaben.
- Legen Sie einen Stauschlauch am Oberarm an.

BEACHTE

Achten Sie dabei darauf, dass:
- Sie die Injektionsstelle weder mit den Fingern noch mit dem Stauschlauch berühren
- Sie den Stauschlauch nicht zu fest anziehen, da sonst auch der arterielle Zufluss unterbunden würde
- Sie nach der Desinfektion nicht unnötig lange stauen (→ Abb. 2.19).

Einige praktische Hinweise:

- Eventuell können Sie statt des Stauschlauches auch eine Blutdruckmanschette nehmen. Diese muss dann auf einen Wert aufgepumpt werden, der knapp unterhalb des **diastolischen** Blutdruckwertes liegt.
- Die Verwendung eines **Butterfly-Systems** mit flexiblem Ansatzschlauch erleichtert den **Spritzenwechsel** (Abb. 2.20).
- Palpieren Sie vor der Desinfektion alle in Frage kommenden Venen der Reihe nach. Sehen Sie eventuell auch am anderen Arm nach.

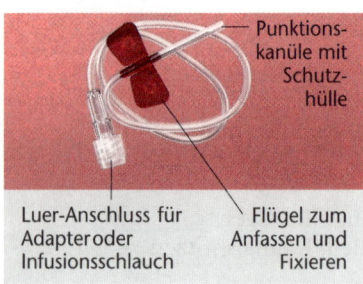

Punktions-kanüle mit Schutz-hülle

Luer-Anschluss für Adapter oder Infusionsschlauch

Flügel zum Anfassen und Fixieren

Abb. 2.20 Butterfly-Besteck.

! Für die Lokalisation einer geeigneten Vene ist Ihr Tastsinn wichtiger als Ihr Auge.

- Befeuchten Sie einen Tupfer mit Desinfektionslösung und entfernen Sie über der gewählten Injektionsstelle gröbere Verunreinigungen.
- Sprühen Sie die gewählte Injektionsstelle dann deckend mit Desinfektionsmittel ein und lassen Sie dieses ausreichend lange (siehe Gebrauchsanweisung) einwirken.
- Während der Einwirkungszeit des Desinfektionsmittels ziehen Sie sich Handschuhe an und setzen die Injektionskanüle auf.
- Kontrollieren Sie ein letztes Mal, ob tatsächlich das richtige Medikament in der richtigen Dosierung und in der richtigen Darreichungsform gerichtet wurde. Fehler können gerade bei i.v. Injektionen katastrophale Folgen haben.
- Eventuell können Sie die Finger Ihrer linken Hand ebenfalls mit Desinfektionslösung einsprühen und damit kurz vor dem Einstich der Kanüle noch einmal den Verlauf der Vene proximal und distal (**nicht über**) der Einstichstelle palpieren.

! Gewöhnen Sie sich nicht die verbreitete Unsitte an, Kanülen vor der Punktion „zurechtzubiegen". Einerseits können sie sich dadurch im Kanülenansatz lösen, andererseits wächst durch derartige Manipulationen die Gefahr unsterilen Arbeitens.

PRAXIS

Stechen Sie die Kanüle in einem Winkel von 30° langsam und gleichmäßig (nicht ruckartig!) mit nach oben (d. h. zu Ihnen hin) gerichtetem Anschliff in die Vene ein (Abb. 2.21).

- Überzeugen Sie sich durch Aspirieren, dass die Kanüle tatsächlich in der Vene liegt.
  Halten Sie dazu die Spritze mit der linken Hand fest und ziehen Sie mit der rechten den Stempel etwas zurück, bis Blut eben im Ansatzkonus sichtbar wird. Es sollte sich möglichst nicht mit der Injektionsflüssigkeit vermischen.

- Ziehen Sie nicht unnötig viel Blut in die Injektionslösung.

! Achten Sie beim Aspirieren besonders darauf, dass die Kanülenspitze nicht in der Vene „herumwackelt". Dies führt leicht zum Durchstechen der Vene und zu Schmerzen beim Patienten.

- Injizieren Sie nur, wenn Sie sicher sind, dass die Kanüle intravasal liegt. Im Zweifelsfall müssen Sie sich dessen durch wiederholtes Aspirieren versichern.

- Bei Pharmaka, die das aspirierte Blut schlecht erkennen lassen (z. B. Vitamin B_{12}) oder bei denen schon kleinste paravenös gelangte Mengen schlimme Folgen haben können (z. B. Zytostatika), sollten Sie Punktion, Aspiration und Probeinjektion mit einer 0,9%igen NaCl-Lösung durchführen.

- Öffnen Sie nun den Stauschlauch

- Injizieren Sie grundsätzlich langsam!

- Warten Sie nach den ersten 0,1–0,2 ml einige Sekunden ab. Denken Sie an die Gefahren einer versehentlichen intraarteriellen Injektion mit ihren möglichen Folgen!

- Beobachten Sie den Patienten genau!

Fragen Sie nach auftretenden Missempfindungen, jedoch ohne bestimmte Wirkungen suggestiv vorzugeben (es sei denn, dies ist Ihr eigentlicher therapeutischer Ansatz). Eventuell können Sie auch bei liegender Kanüle einige Minuten warten, wie sich die ersten Symptome entwickeln.

BEACHTE

Brechen Sie die Injektion beim Auftreten irgendwelcher Warnhinweise in jedem Fall ab.
Entfernen Sie beim Auftreten von Komplikationen die **Kanüle nicht** aus der Vene. Möglicherweise ist dies der einzig erfolgversprechende Zugang für eine schnelle Therapie!

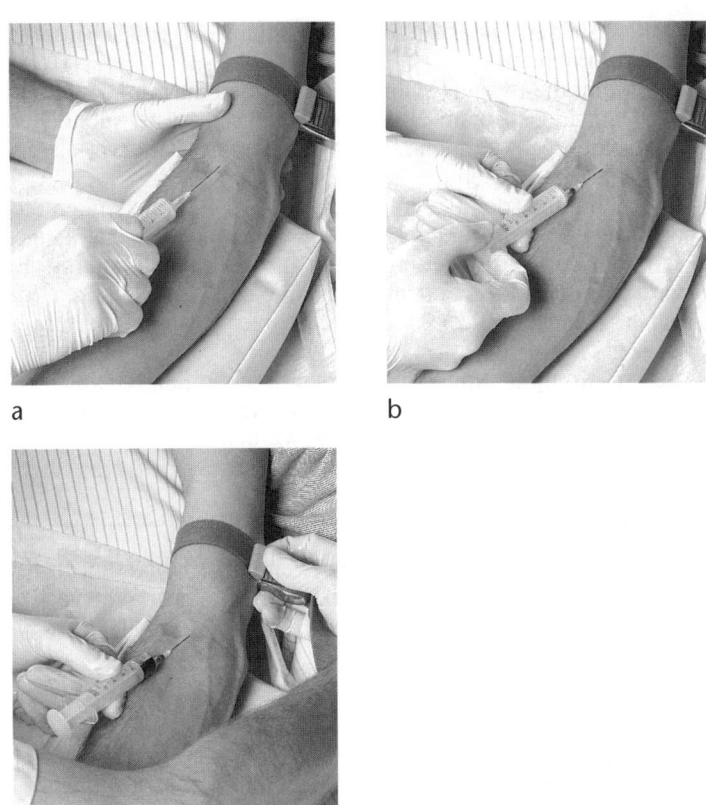

a   b

c

Abb. 2.21 Die Technik der i.v. Injektion: a) Punktieren der Vene; b) Aspirieren; c) Lösen des Stauschlauches und Injektion.

Sobald die **Injektion** wie vorgesehen **abgeschlossen** und auch das Auftreten von Komplikationen unwahrscheinlich geworden sind, **entfernen** Sie die **Kanüle** schnell:
- Drücken Sie dann mit einem Tupfer leicht auf die Einstichstelle und lassen Sie den Arm eventuell zusätzlich hochhalten. **Erst** die Kanüle herausziehen, **dann** draufdrücken!
- Es ist sinnlos, zur Blutstillung den Unterarm anwinkeln zu lassen oder ein Pflaster auf die Haut zu kleben (das müssten Sie dann schon auf die Vene kleben).

Halten Sie den Patienten an, die Einstichstelle einige Minuten zu komprimieren.

- Erst wenn die Blutung sicher steht, können Sie ein Pflaster auf die Haut kleben: zum einen als Kleiderschutz bei möglichen Nachblutungen, zum anderen, besonders bei Kindern, als demonstrables Zeichen des Eingriffs.

- Beobachten Sie den Patienten noch 20 Minuten. Bedenken Sie, dass seine Fahrtauglichkeit möglicherweise längere Zeit eingeschränkt sein kann. Weisen Sie ihn ausdrücklich darauf hin! Er wird dann zwar trotzdem mit dem Auto nach Hause fahren, Sie haben jedoch weniger juristische Probleme, falls dabei etwas passiert.
Bei zu Komplikationen neigenden Injektionen (Diclofenac/Dexamethason, Hyposensibilisierung) **muss** der Patient noch über 15 bis 30 Minuten beobachtet werden!

BEACHTE

Eine Injektion in das Schlauchsystem einer laufenden Infusion entspricht einer i.v. Injektion mit allen damit verbundenen Gefahren und Problemen!

2.9.3 Tipps bei schlecht tastbaren Venen

Häufig lassen sich die Venen schlecht darstellen und sind deshalb schwer zu punktieren.

Hier helfen unter Umständen **folgende Maßnahmen:**

- Fragen Sie den Patienten, ob er aus vorangegangenen Punktionsversuchen eine leicht zu punktierende Vene kennt! Erwarten Sie nicht, dass er Sie von sich aus darauf hinweist.

- Vor Anlegen des Stauschlauchs kann der betreffende Arm für einige Minuten in ein warmes Armbad gelegt werden.

- In vielen Fällen hilft auch schon das Auflegen einer mit heißem Wasser getränkten Kompresse auf die voraussichtliche Einstichstelle. Neuerdings wird vereinzelt empfohlen, die Gegend der Einstichstelle mit einer Isosorbiddinitrat-Salbe (z. B. Isoket®-Salbe) einzucremen. Dies führt zwar ebenfalls zu einer lokalen Gefäßerweiterung, lässt sich aber in der Regel schon aus Kostengründen durch einfachere Verfahren ersetzen.

- Nach Anlegen des Stauschlauches treten die Venen oft deutlicher hervor, wenn der Patient die Faust mehrere Male öffnet und schließt.
- Auch ein vorsichtiges Beklopfen der Injektionsstelle hilft in manchen Fällen weiter. Wenn Sie dazu keinen sterilen Tupfer verwenden, müssen Sie allerdings anschließend erneut desinfizieren.

Denken Sie daran, dass es wichtiger ist, eine Vene zu tasten als sie zu sehen. Gerade die sehr gut sichtbaren sog. „Rollvenen" – diese sind schlecht im Subkutangewebe fixiert – sind am schwierigsten zu punktieren.

> **!** Sehr gut zu tastende Venen sind allerdings häufiger durch vorangegangene Punktionen thrombosiert oder entpuppen sich bei Punktion als Sehne des M. biceps brachii.

Von einzelnen Autoren (z. B. GABKA) wird empfohlen, die Kanüle nach dem Einstich in die Vene um 180° zu drehen, damit dann der Anschliff auf die hintere, vom Injizierenden abgewandte Venenwand zeigt. Dadurch soll ein Durchstechen der Vene seltener vorkommen.

Ich kann mich dieser Empfehlung nicht anschließen, und zwar aus folgendem Grund: Mit Ausnahme sehr kleiner Spritzen (bis 2 ml Inhalt) geht bei allen Einmalspritzen der Konus asymmetrisch vom Spritzenleib ab. Da dieser Konus bei der Venenpunktion venennah liegen muss, um einen flachen Einstichwinkel zu ermöglichen, würde die anschließende Drehung um 180° zum Aufrichten der Kanüle und damit eher zum Durchstechen der hinteren Venenwand führen. Außerdem scheint mir von Bedeutung, dass jede Lageveränderung der in der Vene liegenden Kanüle für den Patienten mit Schmerzen verbunden ist und deshalb vermieden werden sollte.

2.9.4 Komplikationen bei der intravenösen Injektion

Durchstechen der Vene

Dies tritt meist bei Venen auf, die schlecht auffindbar oder nicht tastbar sind. Auch eine falsche Punktionstechnik – z. B. mit Drehen der Injektionskanüle nach der Gefäßpunktion – kann die Ursache sein.

Meist stellt sich bei der Aspiration heraus, dass die Kanülenspitze nicht intravasal liegt. Eventuell ist jedoch ein später auftretendes Hämatom das einzige Anzeichen für ein vorangegangenes Durchstechen der Vene.

In der Regel ist diese Komplikation harmlos, nur in Ausnahmefällen oder bei rücksichtslosem „Herumbohren" können andere Gefäße oder tiefer liegende Nerven mitverletzt werden.

Therapie: Heparin-Verband, Cool-Pack, Hirudoid-Alkohol-Umschläge.

Hämatom (Bluterguss)

Diese Komplikation ist in der Regel harmlos, lässt den Patienten jedoch leicht an den Fähigkeiten des Therapeuten zweifeln. Außerdem erschwert sie weitere Injektionen oder Blutentnahmen an demselben Gefäß.

Sie sollten deshalb durch eine optimale Blutstillung versuchen, diese Komplikation zu vermeiden. Hierzu ist nur eine ausreichend lange Kompression geeignet, Hochhalten des Armes kann helfen, das verfrühte Aufkleben eines Pflasters auf die Punktionsstelle ist völlig sinnlos und verdeckt allenfalls eine beginnende Hämatomentstehung!

Therapie: Hirudoid-Alkohol-Umschläge, Heparinverband, Cool-Pack.

Paravenöse Injektion (neben die Vene)

Ursache ist häufig eine falsche Injektionstechnik.

Abhängig von der Art und Menge des paravenös injizierten Medikamentes kommen von leichten Schmerzen (z. B. Kochsalzlösung) bis zu ausgedehnten Nekrosen (z. B. Zytostatika) alle Schweregrade vor.

Die paravenöse Injektion sollte auf alle Fälle vermieden werden.

> **BEACHTE**
>
> Bei Verdacht auch während der Injektion wiederholt aspirieren!

Die paravenöse Injektion äußert sich in Schmerzen, einer sichtbaren Anschwellung, die bei weiterer Injektion entsprechend zunimmt, und einem vergrößerten Widerstand beim Vorschieben des Spritzenkolbens.

Therapie: Ob eine aktive Therapie durch „Gegenspritzen" sinnvoll ist, ist in Fachkreisen umstritten. Einige Autoren empfehlen eine Injektion von physiologischer Kochsalzlösung zur Verdünnung des paravenös gelegenen Medikamentendepots, andere die Injektion eines Lokalanästhetikums (ohne Adrenalinzusatz!), um durch die Schmerzlinderung Begleitspasmen der Gefäße zu lösen. Zum Vorgehen bei Zytostatika siehe Kapitel 2.9.5.

(Thrombo-)Phlebitis

Sie entsteht insbesondere nach wiederholter Injektion gefäßreizender Medikamente in dasselbe Gefäß.

Prophylaxe: saubere Injektionstechnik, Venenpflege, Wechseln der punktierten Venen.

Therapie: Hirudoid-Alkohol-Umschläge o. ä., Ruhigstellung der betroffenen Extremität, ggf. Antiphlogistika, in schweren Fällen Bettruhe.

Versehentliche intraarterielle Injektion

Eine versehentliche intraarterielle Injektion hat meist eine fehlerhafte intravenöse Injektionstechnik als Ursache. Hierzu gehört in erster Linie die Verwendung von Venen der ulnaren Ellenbeugenseite bei der Injektion.

BEACHTE

Das Ausmaß der Schädigung ist abhängig von Art und Menge des injizierten Medikamentes und reicht im Extremfall bis zur Totalnekrose schon nach 0,2 ml einer „Probedosis"!

Wie wiederholt betont, sollten deshalb für die Injektion nur die Venen des Unterarms oder die der radialen Ellenbeugenseite benutzt werden. Die Komplikation lässt sich am besten dadurch vermeiden, dass man sie kennt und immer daran denkt.

PRAXIS

Typische Zeichen
Die typischen Symptome treten in der Regel schon nach wenigen Sekunden, manchmal nach Minuten auf. Die Injektion sollte dann sofort abgebrochen, die Kanüle jedoch nicht herausgezogen werden.
- Schmerzen, „als würde die ganze Hand in heißes Wasser getaucht"
- Weißwerden der Hand
- Zyanose der Finger

Im **späteren Stadium** dann
- Ödembildung
- Zerfall der Muskulatur
- Funktionsstörungen oder Ausfall von Nerven

Notfalltherapie (nach Gabka)

Kanüle in der Arterie liegen lassen und folgende Maßnahmen ergreifen:
- Arzt verständigen
- Sofort mit 10–20 ml 0,9%iger NaCl-Lösung spülen
- Mit 10 ml Lidocain-Lösung 0,25 % nachspülen (z. B. 2,5 ml Xylocain 1%ig + 7,5 ml NaCl 0,9%ig)
- Wasserlösliches Glukokortikoid nachinjizieren (z. B. eine Ampulle à 80 mg Volon® A solubile)
- Antikoagulation (initial 7500–10 000 USP-E. Heparin i.v.)
- Ggf. Plexus-brachialis-Blockade
- Ggf. operative Therapie (Faszienspaltung, Thrombektomie)
- Ggf. Einweisung in eine Klinik mit einer Spezialabteilung für Gefäßerkrankungen

2.9.5 Besonderheiten bei der intravenösen Gabe von Zytostatika

Mit Zytostatika dürfen nur Personen umgehen, die eine geordnete Einweisung erhalten haben.

BEACHTE

Schwangere und Jugendliche dürfen auf keinen Fall mit Zytostatika arbeiten. Sie dürfen sie weder zubereiten noch applizieren noch bei Zubereitung oder Applikation anwesend sein.

• Kommt es trotz Vorsichtsmaßnahmen zu Hautkontakt mit der Zytostatikalösung, muss diese sofort mit sehr viel Wasser gründlich abgespült werden. Bei Kontamination der Augen müssen diese sofort mit physiologischer Kochsalz-Lösung gespült werden. Anschließend ist unverzüglich ein Augenarzt aufzusuchen.

• Eine Kontamination mit Zytostatika muss zur Wahrung von Versicherungsansprüchen als Arbeitsunfall dem Betriebsarzt gemeldet werden.

Zubereitung

Falls möglich, sollte die Zubereitung von Zytostatikalösungen zentral in der Krankenhaus-Apotheke an einem speziellen Arbeitsplatz (z. B. Berner Box® mit Laminar-Air-Flow) durch geschultes Personal erfolgen. Das Medikament kommt dann als gebrauchsfertige Lösung auf die Station.
• Bei der **Zubereitung auf Station** sind besondere **Vorsichtsmaßnahmen** erforderlich:
  – Arbeitsplatz mit flüssigkeitsdichter Unterlage abdecken
  – Schutzkittel, Mundschutz, Handschuhe und Schutzbrille tragen
  – Trockensubstanz mit geeignetem Lösungsmittel auflösen (spezielle Kanülen mit Luftfilter verwenden, um Aerosole durch Überdruck in der Ampulle zu vermeiden)
  – Lösung entsprechend ärztlicher Verordnung in Infusionslösung geben

Applikation

Die Anwendung erfolgt meist intravenös als Kurzinfusion.
Folgende **Arbeitsschritte** sind zu beachten:
- Mehrfache Kontrolle: Patient, Medikament, Dosis korrekt?
- Erst anlegen, wenn Arzt aktuelle Laborwerte kontrolliert hat
- Nebenwirkungen vorher nachlesen, um vorbereitet zu sein
- Beim Anlegen der Infusion Handschuhe, Schutzkittel und Mundschutz tragen

Paravasation von Zytostatika

Gelangen Zytostatika in das Gewebe neben das punktierte Gefäß (paravenös), können schwere, langsam abheilende lokale Nekrosen ausgelöst werden. Deshalb ist die i.v. Gabe von Zytostatika laufend zu überwachen. Bei Anzeichen einer Paravasation, z. B. Anschwellen des Gewebes um die Punktionsstelle und Schmerzen, sind sofort folgende **Maßnahmen** einzuleiten:
- Infusion sofort abbrechen
- Aspiration, so viel wie möglich
- Arm hochlagern
- Evtl. trockene Eiswickel oder Eiswasserumschläge
- Bei Vinca-Alkaloiden warme trockene Umschläge
- Evtl. schmerzlindernde oder entzündungshemmende Medikamente
- Lokalanästhetikum ohne Adrenalinzusatz infiltrieren (Arzt)
- Bei Nekrosen evtl. chirurgische Intervention nötig

Materialentsorgung

Mit **Zytostatika** kontaminierter Abfall wird als **Sondermüll** behandelt und entsprechend den Vorschriften in **speziellen Abfallbehältern** entsorgt:
- Verunreinigungen durch Zytostatika (Trockensubstanzen, Tablettenreste, Lösungen) müssen sofort beseitigt werden.
- Bei der Beseitigung von Verunreinigungen sind dieselben Schutzmaßnahmen wie bei der Zubereitung notwendig: Aerosole und Staub von Zytostatika dürfen nicht in die Raum- oder Atemluft gelangen.

Umgang mit Patientenausscheidungen

Körperausscheidungen (Urin, Stuhl, Erbrochenes und Blut) von Zytostase-Patienten müssen wie Zytostatikaabfälle behandelt werden.

2.10 Die intratracheale Injektion

Gerade in der Therapie von Notfällen, bei denen eine unverzügliche Zufuhr von Medikamenten unter Umständen lebensrettend sein kann, ist die Punktion peripherer Gefäße oft nicht ohne Schwierigkeiten möglich. Häufig sind diese kollabiert und im Schock oder bei einem Herz-Kreislauf-Stillstand wegen mangelnder Füllung weder sichtbar noch tastbar.

In der professionellen **Notfallmedizin** hat sich hier seit Jahren die **Applikation** von **Medikamenten** in den **Trachealtubus** bewährt. Dies setzt allerdings die vorangegangene Intubation voraus, eine Bedingung, die in der Praxis wegen fehlenden Instrumentariums bzw. mangelnder Erfahrung des Behandlers oft nicht erfüllbar ist.

PRAXIS

Als Alternative bietet sich hier die **direkte Punktion der Trachea**. Diese ist sowohl technisch einfach als auch hinsichtlich der benötigten Geräte wenig aufwendig. Dass sie dennoch in den Standardwerken der Notfallmedizin nicht behandelt wird, mag daran liegen, dass die Schaffung eines intravenösen Zugangs zu den dringendsten Zielen bei der Versorgung von Notfallpatienten gehört.

Die **tracheale Resorption** der in der kardiopulmonalen Reanimation üblichen Medikamente erscheint **empirisch gesichert**. Für eine schnelle, möglicherweise **lebensrettende Zufuhr** von **Notfallmedikamenten** ist die direkte tracheale Applikation deshalb so lange eine erfolgversprechende Alternative, wie die Schaffung eines venösen Zuganges nicht gelingt.

Ein vollwertiger Ersatz hierzu kann sie allerdings schon deshalb nicht sein, weil die Zufuhr größerer Volumina oder die dosierte

Medikamentengabe über längere Zeit tracheal nicht möglich ist. Auch ist die von den Resorptionsverhältnissen der respiratorischen Schleimhaut abhängige Medikamentenaufnahme nicht ähnlich genau dosierbar wie bei der intravenösen Gabe.

Für die direkte tracheale Gabe kommen die beiden in der kardiopulmonalen Reanimation gebräuchlichen Medikamente in Frage, nämlich Adrenalin (Suprarenin®) und Lidocain (Xylocain®).

Im Vergleich zu den bei intravenöser Gabe notwendigen Mengen muss die **Dosis** bei **trachealer Gabe verdoppelt bis verdreifacht** werden. Es kommen also bis 3 mg Adrenalin und 200 bis 300 mg Lidocain zur Anwendung.

Die gewünschte Menge Adrenalin, also 2 bis 3 ml der 1:1000 verdünnten Adrenalinlösung, wird mit physiologischer Kochsalzlösung bis zu einem Gesamtvolumen von mindestens 10 ml verdünnt, um das für die tracheale Applikation notwendige Volumen zu erhalten. Dies entspricht übrigens beim Adrenalin auch dem bei intravenöser Gabe üblichen Vorgehen.

Da Lidocain in handelsüblicher Dosierung als 2%ige Lösung zu 100 mg/5 ml vorliegt, erübrigt sich hier eine weitere Verdünnung, wenn 2 bis 3 dieser Ampullen verwendet werden.

2.10.1 Lokalisation

Als **Punktionsstelle** bietet sich das von der Notfalltracheotomie (Koniotomie) her bekannte **Lig. cricothyroideum zwischen Schild- und Ringknorpel** an (Abb. 2.22). Diese Stelle findet sich einfach, wenn man vom sogenannten „Adamsapfel" an der vorderen Kante

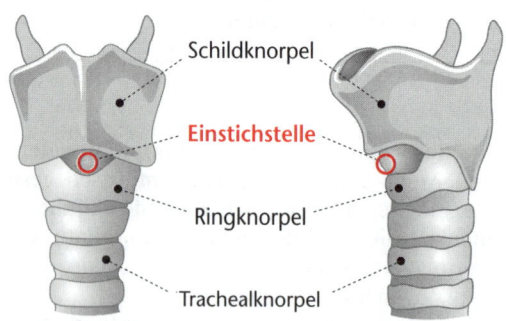

Abb. 2.22 Lokalisation der Punktionsstelle bei intratrachealer Injektion.

des Schildknorpels nach unten tastet. Man gelangt dann mit der Fingerspitze in die durch dieses Ligament verschlossene Vertiefung zwischen Schild- und Ringknorpel, während man den Schildknorpel, deutlich breiter als die darunter folgenden Trachealknorpel, mit der Fingerkuppe tastet.

BEACHTE

Die exakte Lokalisation der Punktionsstelle reduziert sowohl die Gefahr einer Verletzung der Stimmbänder als auch die der Schilddrüsengefäße auf ein Minimum.

2.10.2 Durchführung

Nach anfangs **waagrechter Punktion** wird die Kanüle nach dem gut spürbaren Durchdringen der Membran und der Aspiration von Luft aufgerichtet und fast **senkrecht im Tracheallumen** in Richtung auf die Bifurkation der Luftröhre **vorgeschoben**.
Nach nochmaliger, **kurzer Aspiration** von **Luft** wird die Gesamtmenge von ca. 10 bis 15 ml **Injektionslösung** unter Druck **injiziert**, so dass sie sich möglichst weit im Bronchialsystem verteilt und dort über die Schleimhaut resorbiert werden kann.
Anschließend wird die Kanüle entfernt. Eine weitere Versorgung der Punktionsstelle erübrigt sich unter notfallmedizinischen Bedingungen.

! Gegebenenfalls kurzfristig unterbrochene Reanimationsmaßnahmen werden selbstverständlich unverzüglich fortgesetzt.

BEACHTE

Nach intratrachealer Gabe von Medikamenten ist zu beachten, dass deren Wirkung im Vergleich zur intravenösen Gabe bis zur dreifachen Dauer verlängert sein kann. Dies kann insbesondere dann zu Überdosierungen führen, wenn die Medikamente bei gestörten Kreislaufverhältnissen tracheal gegeben wurden und nach erfolgreicher Reanimation wieder ein funktionsfähiger Kreislauf in Gang kommt.

2.11 Die intraossäre Injektion

Ein besonderes Problem stellen die **notfallmäßige Volumensubstitution** sowie die Zufuhr von Notfallmedikamenten bei **Säuglingen** und **Kleinkindern** dar.

Nur wenige Spezialisten verfügen über die notwendige Erfahrung sowie das erforderliche Training, um auch bei zentralisierten Kleinkindern eine Vene an Handrücken, Ellenbeuge oder Kopfhaut zu punktieren.

Hier bietet sich als bewährter **Notfallzugang** die **Markhöhle** des **Schienbeins**, der sog. intraossäre Zugangsweg, an (Abb. 2.23).

Als dringende **Indikationen** für das Legen eines intraossären Zugangs gelten hierbei (nach DORSCH):

- zwei fehlgeschlagene Venen-Punktionsversuche
- eine vitale Bedrohung des Kindes
- lange Transportwege zum nächsten Krankenhaus

PRAXIS

Das **praktische Vorgehen** ist einfach und wird von Geübten als wesentlich unkomplizierter geschildert als das Legen eines venösen Zugangs:

- Legen Sie das Kind auf eine harte, nicht nachgebende Unterlage

- Unterstützen Sie das Kniegelenk durch Unterlegen eines Kissens oder eines zusammengerollten Handtuchs (**cave:** Frakturgefahr!)

- Tasten Sie unter der Haut die Innenseite des Schienbeins

- Markieren Sie hier einen Punkt ca. 3 bis 6 Zentimeter distal der Tuberositas tibiae

- Desinfizieren Sie lege artis und decken Sie die Punktionsstelle mit einem sterilen Lochtuch ab

- Legen Sie im Bereich der Punktionsstelle eine Infiltrationsanästhesie

- Punktieren Sie das Schienbein mit einer 45° fußwärts gerichteten Spezialkanüle (spezielle Schraub- oder Schliffkanülen mit seitlichen Auslasslöchern, ersatzweise Sternalpunktionskanülen) mit kräftigem Druck. Am Nachlas-

---

sen des Widerstandes erkennen Sie das Erreichen der Markhöhle

- Kontrollieren Sie die korrekte Lage durch Aspirieren, spülen Sie anschließend mit einer Vollelektrolytlösung nach

- Schließen Sie das Infusionssystem an, verwenden Sie hierzu nach Möglichkeit einen Dreiwegehahn

- Fixieren Sie das Infusionssystem und versorgen Sie den Zugang mit einem sterilen Verband

Die **Dosierung** der intraossär zugeführten **Medikamente** richtet sich nach den Angaben für eine intravenöse Injektion. **Nach jeder Medikamentengabe** muss mit **Vollelektrolytlösung nachgespült** werden. Beachten Sie hierbei unbedingt die **Volumengrenzen** für **Kleinkinder**.

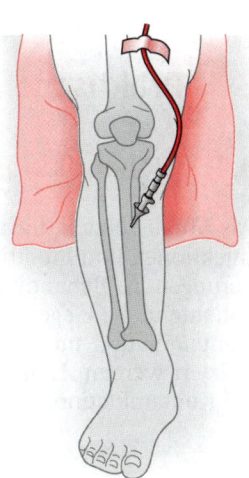

Abb. 2.23 Intraossäre Injektion.

3. Die Punktion von Gelenken

Intraartikuläre Injektionen und **Punktionen** sollten nur nach **sorgfältigster Indikationsstellung** durchgeführt werden. Hierbei muss der Patient über **alternative Therapiemöglichkeiten**, insbesondere über weniger eingreifende und weniger komplikationsbelastete Therapieverfahren aufgeklärt werden. Hinzu kommt die **Aufklärung** über die **besonderen Risiken** des Eingriffs und des hierbei angewendeten Medikamentes. Eine **mündliche Aufklärung**, die der Patient verstanden hat, ist ausreichend.

Häufige **Kontraindikationen** für intraartikuläre Injektionen sind **allgemeine** und **lokale Infektionen** in der Umgebung der Injektionsstelle. Im Gegensatz zu Injektionen können Gelenkpunktionen im Einzelfall trotz der genannten Befunde dringlich indiziert sein. Auch dann sollte die Punktionsstelle jedoch nach Möglichkeit außerhalb krankhaft veränderter Hautareale liegen.

3.1 Praktische Voraussetzungen

3.1.1 Behandlungsraum

Als Voraussetzung für aseptisches Vorgehen bei intraartikulären Injektionen und Punktionen gelten „übliche" hygienische Anforderungen an Behandlungsräume. Hierbei ist entscheidend, dass patientennahe Gegenstände und Flächen regelmäßig sowie nach Kontamination mit erregerhaltigem Material gereinigt und desinfiziert werden. Eine solche zusätzliche Desinfektion ist schon bei Kontaminationsverdacht erforderlich.

MERKE

Folgende **prophylaktische Maßnahmen** sind besonders zu beachten:
Bei einer intraartikulären Injektion oder Punktion ist die **Zahl der Personen im Behandlungsraum** auf das unbedingt notwendige Maß zu **beschränken**.

Die Keimstreuung aus den oberen Luftwegen ist am geringsten, wenn nicht gesprochen wird. Deshalb sind Gespräche vom Zeitpunkt der Öffnung der sterilen Ampullen bis zum Abschluss der Punktion zu unterlassen.

Bei Infektionen der Atemwege sowie grundsätzlich bei **Punktionen mit Spritzenwechsel** müssen **Einmalgesichtsmasken** aus mehrlagigem Material verwendet werden.

3.1.2 Vorbereitung des Patienten

Das Injektionsfeld ist weiträumig freizulegen, nicht zuletzt, um Infektionen und Hautveränderungen in der Umgebung der geplanten Injektionsstelle erkennen zu können.

PRAXIS

- Der Injektionsort und dessen Umgebung sind weiträumig zu desinfizieren. Falls notwendig, muss eine Reinigung der eigentlichen Desinfektion vorangehen. Dabei sind bevorzugt alkoholische Desinfektionsmittel zu verwenden, deren Wirksamkeit wissenschaftlich erwiesen und durch eine Zertifikat der Deutschen Gesellschaft für Hygiene und Mikrobiologie bestätigt wurde. Sprüh- und Wischverfahren gelten als gleichwertig.

- Entscheidend sind eine satte Benetzung der Haut durch das Desinfektionsmittel und eine **Einwirkungszeit von mindestens 1 Minute**. Die bei einer Wischdesinfektion verwendeten Materialien müssen den Beanspruchungen einer vorangehenden Sterilisation gewachsen sein.

Das **Rasieren der Haare** im Bereich einer intraartikulären Injektion oder Punktion ist **nicht sinnvoll**, weil hierbei auftretende Hautverletzungen eine Infektion begünstigen können. Bei störender Behaarung sollen die Haare mit einer Schere gekürzt und die Haut gesäubert werden.

3.1.3 Arzt und Assistenzpersonal

Von der Kleidung des behandelnden Personals darf keine Infektionsgefahr ausgehen. Gegebenenfalls sind vor einer intraartikulären Injektion oder Punktion langärmelige Kittel abzulegen.

Die Forderung nach einer erheblichen Keimverminderung der Hände wird in der Regel durch eine hygienische Händedesinfektion erfüllt, sofern die Haut der Injektionsstelle nicht mit der Hand berührt wird.

Bei Gelenkpunktionen mit Spritzenwechsel sowie immer dann, wenn sich eine Berührung der Haut im Injektionsgebiet nicht vermeiden lässt, ist die Verwendung steriler Handschuhe zwingend vorgeschrieben. Selbstverständlich stellt die grundsätzliche Benutzung steriler Handschuhe bei jeder Gelenkpunktion eine zusätzliche Sicherheitsreserve dar.

3.1.4 Vorbereitung der Injektion

In diesem Zusammenhang muss dringend darauf hingewiesen werden, dass viele Infektionen nicht durch die eigentliche Punktion oder Injektion verursacht werden, sondern bei deren Vorbereitung. So konnten in einem Fall als gemeinsame Ursache einer Serie von Kniegelenksempyemen typenidentische Erreger angezüchtet werden, die sich auch bei einer regelmäßig mit der Vorbereitung des Injektionsbestecks betrauten Mitarbeiterin nachweisen ließen.

MERKE

Die Verwendung von sterilen Einmalspritzen und Einmalkanülen ist zwingend vorgeschrieben. Diese und die eventuell benötigten Ampullen sind grundsätzlich erst unmittelbar vor ihrer Verwendung zu öffnen.

- Zum Aufziehen der Medikamente in die Injektionsspritzen sind Aufziehkanülen zu verwenden. In Einmalspritzen aufgezogene Medikamente dürfen bis zur Injektion nicht unnötig lange gelagert werden.

- Die Sterilverpackungen sind vorschriftsmäßig unter Verwendung der Peel-Verpackungen zu öffnen. Ein Durchdrücken des Spritzenstempels und der Injektionskanülen durch das Papier der Einmalverpackung ist zu unterlassen.

- Eine Stichinzision vor der Hautpunktion wird abgelehnt. Die zur Vermeidung von Stanzzylindern empfohlenen stanzarmen Punktionskanülen (→ Kap. 2.3.1) konnten sich in der Praxis bisher nicht durchsetzen.

- Soweit in Anbetracht des zu injizierenden Medikamentes möglich, kann unmittelbar nach Punktion der Haut und vor der eigentlichen Gelenkpunktion eine kleine Menge in das subkutane Fettgewebe injiziert werden. Dadurch minimiert sich die Gefahr, eventuell in der Kanülenspitze befindliche Haut-Stanzzylinder in das Gelenk zu verschleppen.

3.1.5 Verhalten nach der Injektion

Die Injektions-/Punktionsstelle ist mit einem **sterilen Wundschnellverband** abzudecken.

! Der Patient ist nachdrücklich darauf hinzuweisen, dass er sich bei vermehrten **Beschwerden** im Injektionsgebiet **sofort** dem behandelnden **Arzt** oder bei dessen Unerreichbarkeit einem Kollegen vorzustellen hat.

--- BEACHTE ---

Entscheidend für das Behandlungsergebnis im Falle einer Komplikation sind deren frühestmögliches Erkennen sowie eine sofortige sachgerechte Behandlung.

3.1.6 Vorgehen bei Verdacht auf eine Gelenkinfektion

Treten nach einer intraartikulären Injektion oder Punktion Schmerzen auf, die länger als 24 Stunden anhalten, ist bis zum Beweis des Gegenteils eine beginnende Infektion anzunehmen.

MERKE

Als unerlässliche Erstmaßnahmen gelten:
- Ruhigstellung des Gelenks
- Kontrolle der Entzündungsparameter im Labor (CRP, BSG, Leukozyten)
- Messung der Körpertemperatur

• Sofern Gelenkpunktat gewonnen werden kann, ist dies sofort auf Erreger und nach Möglichkeit auch auf seine Zellzahl zu untersuchen. Ein Antibiogramm ist anzufertigen.

• Erhobene Befunde müssen wenigstens täglich kontrolliert werden.

• Erhärtet sich der Verdacht auf eine Gelenkinfektion, ist unverzüglich eine stationäre Behandlung zu veranlassen.

Da nach wie vor eine Gelenkinfektion auch bei völlig korrekter Injektionstechnik nicht mit Sicherheit ausgeschlossen werden kann, ist die Indikation zur intraartikulären Injektion nach meiner persönlichen Meinung sehr eng zu stellen.
Intraartikuläre Injektionsserien von Medikamenten mit zweifelhafter oder nicht wissenschaftlich überprüfter Wirkung stellen insofern von vornherein einen Behandlungsfehler dar. Kein aufgeklärter Patient würde wohl nach juristisch hieb- und stichfester Aufklärung über Gefährdungspotenzial und ungefährlichere Alternativen vergleichbarer Wirksamkeit in die Behandlung mit solchen intraartikulären Injektionsserien einwilligen.

3.2 Injektion in das Schultergelenk

Verschiedene **Zugangswege** führen zum Schultergelenk. Der einfachste und hinsichtlich einer Verletzung von Nerven und Gefäßen risikoloseste ist der **dorsale Zugang** (Abb. 3.1).

┌─ PRAXIS ───┐

Durchführung:

- Der Patient sitzt mit adduziertem und innenrotiertem Arm auf einem Hocker.

- Sie tasten die Spina scapulae (Schulterblattgräte) und markieren den Angulus acromialis, einen lateral gelegenen Knick der Schulterblattgräte nach kaudal.

- 1,5 bis 2 cm unterhalb des markierten Punktes setzen Sie eine Lokalanästhesie.

- Mit der Zeigefingerspitze der linken Hand tasten Sie die Spitze des Processus coracoideus (Rabenschnabelfortsatz) des Schulterblatts.

- Nun punktieren Sie das Schultergelenk durch Vorschieben der Punktionskanüle vom oben angegebenen Punkt in Richtung auf Ihre Zeigefingerspitze. Bei korrekter Technik ist das Durchstechen der Gelenkkapsel deutlich spürbar.

└──┘

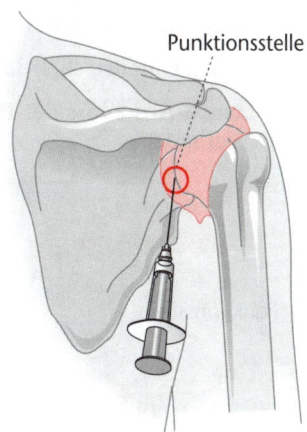

Punktionsstelle

Abb. 3.1 Die Punktionsstelle bei Injektion in das Schultergelenk.

3.3 Injektion in das Ellbogengelenk

Die Punktion des Ellbogengelenks ist vergleichsweise einfach
(Abb. 3.2).

PRAXIS

Durchführung:

- Der Arm wird im betreffenden Ellbogengelenk um 90° gebeugt.

- Der Patient sitzt so neben dem Untersuchungstisch, dass
er den Unterarm auflegen kann, der Ellbogen jedoch von
allen Seiten zugänglich bleibt.

- Der Untersucher tastet mit dem Daumen der linken Hand
das Olecranon (Ellenhaken), mit dem Zeigefinger den
Epicondylus lateralis humeri. Beide Bezugspunkte werden markiert.

- Die Punktionsstelle befindet sich genau in der Mitte zwischen den beiden markierten Punkten.

- Nach ausgiebiger Desinfektion und Lokalanästhesie erfolgt die Punktion (Kanülengröße 12 oder 14) in Richtung auf die gegenüberliegende Beugefalte.

- Nach Durchstechen der Gelenkkapsel erfolgt die Injektion.

- Nach Abschluss der Punktion Kompression und steriler
Verband.

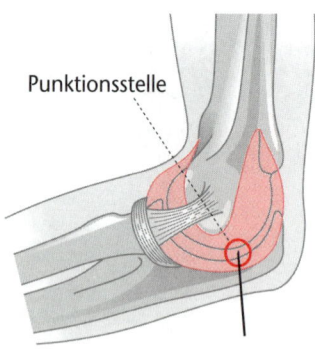

Punktionsstelle

Abb. 3.2 Die Punktionsstelle bei Injektion
in das Ellbogengelenk.

3.4 Injektion in das Handgelenk

Der einfachste Zugang zum Handgelenk erfolgt von dorsal-ulnar (Abb. 3.3).

PRAXIS

Durchführung:

- Der Patient legt Unterarm und Hand flach auf den Untersuchungstisch.

- Das Handgelenk wird durch eine Unterlage geringfügig gebeugt.

- Der Untersucher tastet mit der linken Hand das distale Ende der Ulna sowie die Spitze des Processus styloideus ulnae.

- Nach ausgiebiger Desinfektion Lokalanästhesie und anschließende Punktion senkrecht zur Haut in dem durch die genannten Knochenpunkte und die Handwurzel gebildeten Dreieck. Die Punktionsnadel erreicht schon nach ca. 0,5 bis 1,0 cm die Gelenkhöhle.

- Nach Abschluss der Punktion steriler Verband.

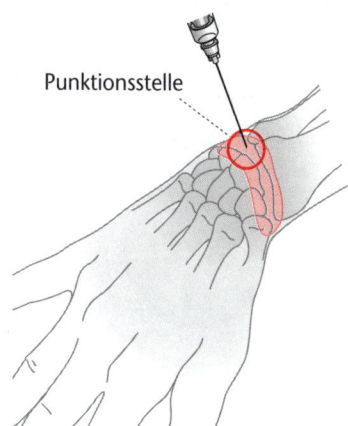

Punktionsstelle

Abb. 3.3 Die dorsal-ulnare Punktionsstelle bei Injektion in das Handgelenk.

3.5 Injektion in das Hüftgelenk

Auch beim Hüftgelenk gibt es verschiedene Zugangswege für eine Punktion.
Hier wird der vergleichsweise einfache Zugang von ventral geschildert (Abb. 3.4).

PRAXIS

Durchführung:

- Lagern Sie den Patienten auf den Rücken mit leicht gebeugten Hüften (Knierolle unterlegen).

- Markieren Sie das Ligamentum inguinale (Leistenband) als Verbindung zwischen vorderem oberem Darmbeinstachel und der Symphyse.

- Markieren Sie anhand des Tastbefundes die A. femoralis, vergegenwärtigen Sie sich die Lage von V. und N. femoralis (merke: **IVAN** = **I**nnen **V**ene, **A**ußen **N**erv).

- Markieren Sie die Punktionsstelle 5 cm lateral der Arterie und 8 cm kaudal des Leistenbandes.

- Setzen Sie nach ausgiebiger Desinfektion und nach sterilem Abdecken mittels Lochtuch zuerst eine Infiltrationsanästhesie.

- Punktieren Sie dann mit einer nicht zu dünnen, mindestens 6 cm langen Kanüle senkrecht zur Hautoberfläche bis zum Knochenkontakt.

- Nach Abschluss der Punktion Kompression und steriler Verband.

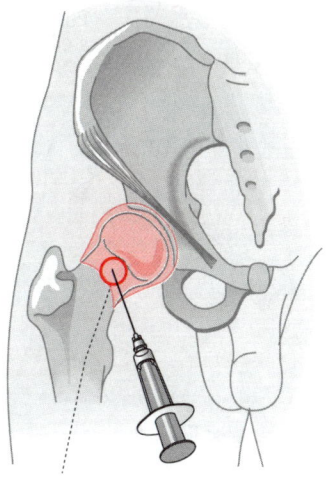

Abb. 3.4 Die ventrale Punktionsstelle bei Injektion in das Hüftgelenk.

Punktionsstelle

3.6 Injektion in das Kniegelenk

Das Kniegelenk wird üblicherweise von lateral punktiert (Abb. 3.5).

PRAXIS

Durchführung:

- Lagern Sie den Patienten auf den Rücken mit leicht ge-beugtem Kniegelenk (Knierolle unterlegen).

- Tasten Sie die laterale Begrenzung der Kniescheibe, mar-kieren Sie mit gefärbtem Desinfektionsmittel.

- Markieren Sie nun die Patellamitte mit einem Querstrich. Der Schnittpunkt von lateraler Begrenzung und Patella-mittellinie ist die gesuchte Punktionsstelle.

- Nach ausgiebiger Desinfektion und nach sterilem Ab-decken erfolgen Lokalanästhesie und Punktion.

- Nach Abschluss der Punktion Kompression und steriler Verband.

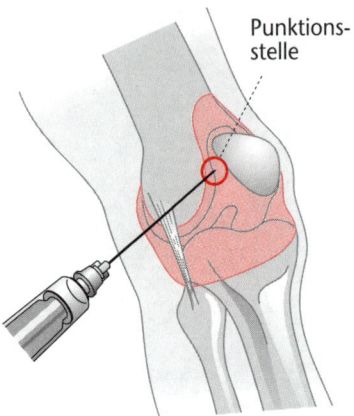

Punktions-
stelle

Abb. 3.5 Die Punktionsstelle bei Injektion in das Kniegelenk.

3.7 Injektion in das obere Sprunggelenk

Der hinsichtlich Arterien- und Sehnenverletzung sicherste Zugang zum oberen Sprunggelenk erfolgt von dorsal-fibular (Abb. 3.6).

PRAXIS

Durchführung:

• Der Unterschenkel des Patienten wird bequem auf die tibiale Innenseite gelagert.

• Der Untersucher palpiert die Spitze des Außenknöchels.

• Die Punktionsstelle liegt ca. 2 cm proximal der Außenknöchelspitze unmittelbar hinter der Fibula.

• Nach Desinfektion und Lokalanästhesie Punktion mit 12er- oder 14er-Kanüle.

• Nach Abschluss der Punktion Kompression und steriler Verband.

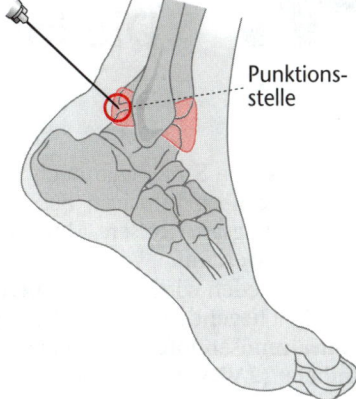

Punktions-
stelle

Abb. 3.6 Der dorsal-fibulare Zugang
bei Punktion des oberen Sprunggelenks.

4. Die Infusion

Im klinischen Sprachgebrauch versteht man unter einer Infusion die **intravenöse** Infusion, bei der über eine dauerhaft liegende Kanüle langsam größere Mengen Flüssigkeit in den Körper eingebracht werden.

Unterschieden wird zwischen **periphervenöser Infusion** über oberflächlich liegende Venen für Kurzinfusionen (→ Kap. 4.1) und den **zentralvenösen Infusionen**, bei denen über einen **zentralen Venenkatheter (ZVK)** länger dauernde Infusionen z. B. zur parenteralen Ernährung möglich sind (→ Kap. 4.2.2). Über einen ZVK kann auch der zentralvenöse Druck gemessen werden.

4.1 Periphervenöse Infusionen

Für eine Infusion sind Infusionssysteme – **Infusionsbesteck** – notwendig, die die Verbindung zwischen der **Infusionsflasche** und der Kanüle herstellen.

4.1.1 Das Infusionsbesteck

Die Abbildung 4.1 zeigt ein übliches Infusionsbesteck. Die wichtigsten **Bestandteile** sind:

Tropfkammer (1), meist aus Weichplastik, verhindert den Eintritt von Luft in das Schlauchsystem und gestattet eine ungefähre Kontrolle der Durchflussmenge.

Einstechdorn (2), meist aus Hartplastik, zum Durchstechen des Gummistopfens der Infusionsflasche. Durch seinen zentralen Kanal fließt die Infusionslösung in die Tropfkammer.

Belüftungsteil (3), meist in die Tropfkammer integriert. Es ermöglicht den Eintritt von Luft zum Druckausgleich beim Auslaufen der Infusionslösung (insbesondere bei Glasflaschen). Ein Bakterienfilter verhindert den Eintritt von Luftkeimen. Das Belüftungsteil kann beim Einstechen in die Infusionsflasche und beim Durchführen einer Druckinfusion durch eine Kappe verschlossen werden.

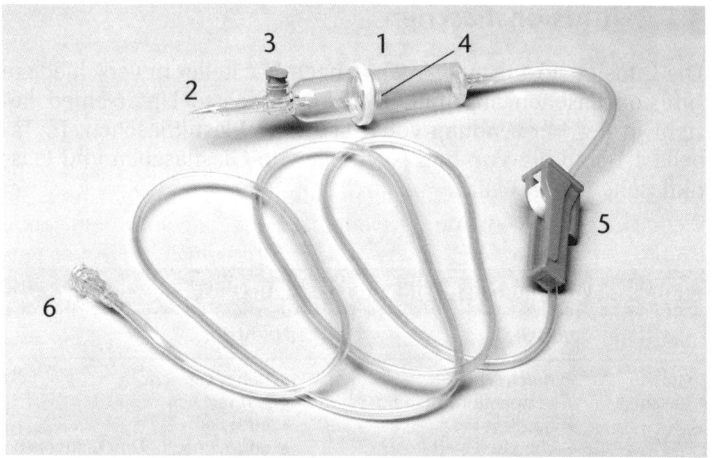

Abb. 4.1 Das Infusionsbesteck.

Füllmarkierung (4). Hier sollte bei gefüllter Tropfkammer der Flüssigkeitsspiegel liegen.

Bei manchen Infusionsbestecken enthält die Tropfkammer einen Mikrofilter, der Partikel aus der Infusionslösung zurückhalten kann. Derartige Filter werden insbesondere bei Bluttransfusionen und bei der Infusion makromolekularer Plasmaexpander oder hoch konzentrierter Mannitlösungen empfohlen.

Durchflussregler (5), meist in Form eines Biegedrahtes oder einer Rollklemme. Er ermöglicht die Einstellung einer bestimmten Tropfzahl, arbeitet allerdings oft sehr ungenau.

Bei hohen Ansprüchen an die Dosierungskonstanz ist die Verwendung einer Infusionspumpe zu empfehlen!

Latex-Zwischenstück. Es ermöglicht die Injektion von Medikamenten in das Schlauchsystem ohne Diskonnexion der Schlauchverbindungen. Es ist, besonders bei unsterilem Arbeiten, eine mögliche Eintrittsstelle für Keime und sollte in der Regel besser durch ein Mehrwegesystem ersetzt werden.

Ansatzkonus (6), dient zur Verbindung des Schlauchsystems mit dem venösen Zugang (z. B. Zentralvenenkatheter, Butterfly, Braunüle).

4.1.2 Infusionsflaschen

Die Infusionslösungen werden je nach Hersteller in verschiedene Infusionsflaschen abgefüllt. Der wesentlichste Unterschied besteht in der Verwendung von Glas- oder Plastikflaschen. In Tabelle 4.1 sind die Vor- und Nachteile von Glasflaschen und Plastikflaschen dargestellt.

Tab. 4.1 Vor- und Nachteile von Glas- und Plastikflaschen		
	Vorteile	**Nachteile**
Glas-flaschen	• durchsichtig • temperaturbeständig • gasdicht • chemisch inert	• hohes Gewicht • zerbrechlich • feste Form • ungeeignet für Druckinfusionen
Plastik-flaschen	• geringes Gewicht • flexible Form • hohe mechanische Festigkeit • geeignet für Druckinfusion	• weniger durchsichtig als Glas • Inhalt schlechter lagerfähig • hitzeempfindlich

4.1.3 Zubehör für eine Infusion

Richten Sie auf einem Tablett – eventuell zusätzlich zu den Gegenständen, die Sie zum Legen des venösen Zugangs benötigen – folgende Dinge:
• Infusionsflasche
• Passendes Infusionsbesteck
• Ggf. Dreiwegehahn, Filter, Verlängerung u. Ä.
• Desinfektionsmittel
• Pflasterstreifen
• Aufhängevorrichtung
• Ggf. einen Infusionsständer

MERKE

Richten Sie die Infusion erst unmittelbar vor ihrer Verwendung. Versehen Sie die Infusionsflasche mit Datum und Uhrzeit (wasserfester Faserschreiber), ggf. zusätzlich mit Patientenname, Zimmernummer und Zusätzen.

- Kontrollieren Sie Art und Zusammensetzung der Infusionslösung. Beachten Sie dabei sinngemäß alle Regeln, die im Kapitel 2.4.4 „Aufziehen von Medikamenten aus Ampullen" angegeben wurden.

- Verwenden Sie insbesondere beim Auflösen von Festsubstanzen nur die angegebenen oder ausdrücklich zugelassenen Lösungsmittel und beachten Sie die Herstellerangaben im Beipackzettel.

Entfernen Sie die **Schutzkappe** vom Gummistopfen der Infusionsflasche.

! Berühren Sie den Gummistopfen weder mit den Fingern noch mit unsterilen Tupfern o. Ä.

Eine **Desinfektion** des sterilen Gummistopfens ist beim erstmaligen Anstechen **nicht notwendig**. Sie sollten dies sogar ausdrücklich unterlassen, da hierdurch vorher nicht vorhandene Keime aufgebracht werden können.

Entnehmen Sie das **Infusionsbesteck** der Einmalverpackung. Verwenden Sie insbesondere für Bluttransfusionen nur hierfür geeignete Bestecke mit in der Tropfkammer eingebautem Mikrofilter.

MERKE

Die Belüftungskanüle soll grundsätzlich mit einem bakteriendichten Filter versehen sein. Verwenden Sie für diesen Zweck keine einfache Injektionskanüle, die durch den Gummistopfen der Infusionsflasche gestochen wird.

- Der Bakterienfilter soll sich immer oberhalb des Flüssigkeitsspiegels der Tropfkammer befinden. Er darf zu keinem Zeitpunkt mit Flüssigkeit benetzt werden, da dies seine Funktion beeinträchtigen kann.

- Bei Infusionsbestecken mit in der Tropfkammer integriertem Belüftungsteil muss dieses vor der Punktion der Infusionsflasche mit der dazugehörenden Kappe fest verschlossen werden. Hierdurch wird verhindert, dass der eingebaute Bakterienfilter beim Anstechen der Infusionsflasche mit Flüssigkeit benetzt wird.

Stellen Sie die **Infusionsflasche** vor sich auf den Tisch und gehen Sie wie im Folgenden beschrieben weiter vor:

- Schließen Sie den Durchflussregler des Infusionsbestecks.
- Drehen Sie den Dorn der Tropfkammer mit einer Drehung in den Gummistopfen der Infusionsflasche. Schrauben Sie nicht mehrmals hin und her, da hierdurch Gummispäne in die Infusionslösung geraten können.
- Stechen Sie den Dorn bei Kurzinfusionen nur so weit ein, dass die Mündung des Auslaufkanals knapp oberhalb des Gummistopfens liegt. Andernfalls können größere Mengen Infusionslösung in der Flasche zurückbleiben.
- Hängen Sie die Infusionsflasche mit dem Verschluss nach unten an den Infusionsständer.
- Füllen Sie die Tropfkammer bis zur Markierung mit Infusionslösung, indem Sie die flexible Tropfkammer mehrmals vorsichtig zusammendrücken. Falls keine Markierung vorhanden ist, füllen Sie die Tropfkammer bis zur Mitte.
- Bei **starren Tropfkammern** lassen Sie etwas Infusionslösung in das Schlauchsystem fließen. Füllen Sie die Tropfkammer dann rückwärts durch Absenken der Infusionsflasche: Die Lösung fließt aus dem Schlauch in die Tropfkammer zurück.

PRAXIS

Falls die **Tropfkammer zu wenig gefüllt** ist, besteht die Gefahr, dass Luftblasen in das Schlauchsystem verschleppt werden. Auch soll bei Bluttransfusionen die Gefahr einer Hämolyse durch die größere Fallstrecke erhöht sein.

- Wenn die **Tropfkammer zu weit gefüllt** ist, können Sie die fallenden Tropfen nicht mehr zählen.
- Öffnen Sie nun, falls vorhanden, die Verschlusskappe der Belüftungsöffnung der Tropfkammer.
- Füllen Sie das Schlauchsystem blasenfrei mit Infusionslösung durch Öffnen des Durchflussreglers.
- Schließen Sie den Durchflussregler wieder.
- Schließen Sie nun den Infusionsschlauch unter sterilen Bedingungen an den venösen Zugang an.
- Versichern Sie sich durch kurzes Absenken der Infusionsflasche unter Venenniveau, dass der venöse Zugang

intravasal liegt. Dabei soll das zurückfließende Blut eben sichtbar werden und nicht in größeren Mengen in den Infusionsschlauch fließen. Diese Methode gelingt nur bei kurzen Venenzugängen und nicht bei einem Zentralvenenkatheter.

• Öffnen Sie den Durchflussregler wieder und stellen Sie die gewünschte Tropfzahl ein. Diese muss insbesondere am Anfang kurzfristig kontrolliert werden.

In den gebräuchlichen Zählkammern haben die einzelnen Tropfen ein Volumen von 0,05 ml = 20 Tropfen pro Milliliter. Wenn das Volumen der Infusionslösung und die vorgesehene Infusionsdauer bekannt sind, berechnet sich die Tropfenzahl nach der Formel

(Infusionsvolumen in ml × 20) / (Infusionsdauer in Minuten)
= Tropfenzahl pro Minute

Beispiel: Eine Kurzinfusion von 50 ml soll in 30 Minuten einlaufen. Die hierfür notwendige Tropfgeschwindigkeit beträgt

(50 × 20) / 30 = 33 Tropfen pro Minute

Umgekehrt lässt sich bei gegebener Tropfenzahl das einlaufende Infusionsvolumen berechnen nach

(Tropfenzahl pro Minute × Infusionsdauer in Minuten) / (20)
= Infusionsvolumen

Beispiel: Eine Infusion läuft mit einer Geschwindigkeit von 55 Tropfen pro Minute über einen Zeitraum von 2 Stunden (= 120 Minuten). In dieser Zeit laufen dann ein

(55 × 120) / 20 = 330 ml Infusionslösung

PRAXIS

Kontrollieren Sie Patient und Infusion in regelmäßigen Abständen.

- Protokollieren Sie alle Einzelheiten und machen Sie sich insbesondere über alle außergewöhnlichen Vorkommnisse schriftliche Notizen.

Wenn eine **Infusion** mittels Rollklemme **längere Zeit abgestellt** war, können die Wände des Infusionsschlauchs nach dem Öffnen noch längere Zeit zusammenkleben. Die abgelesene Tropfenzahl entspricht dann nicht der Stellung der Rollklemme, sondern wird vom offenen Durchflusslumen des Infusionsschlauchs bestimmt. Wenn dann das Zusammenkleben nach einiger Zeit nachlässt, nimmt die Infusionsgeschwindigkeit stark zu.

Dies lässt sich vermeiden, indem Sie die Rollklemme nach dem Öffnen an eine andere Stelle des Infusionsschlauchs verschieben und die vorher abgeklemmte Stelle des Schlauches mit den Fingern zurechtdrücken. Erst danach stellen Sie dann die endgültige Infusionsgeschwindigkeit mit der Rollklemme ein.

BEACHTE

Injektionen in das Latex-Zwischenstück sollten mit Kanülen der Größe Nr. 12 oder Nr. 14 durchgeführt werden, um den Verschluss nach Entfernen der Kanüle zu gewährleisten. Injektionen in das Schlauchsystem – über Latex-Zwischenstück oder Mehrwegehahn – entsprechen einer intravenösen Injektion mit allen Vor- und Nachteilen (die Risiken der Venenpunktion selbstverständlich ausgenommen) und sind nur schwer wirklich steril durchzuführen!

Falls Sie ausnahmsweise an dem Arm, an dem die Infusion läuft, Blutdruck messen müssen, muss die Infusion vorher abgestellt werden. Sonst fließt Blut in das Schlauchsystem zurück, und der Flüssigkeitsspiegel in der Tropfkammer „versäuft", so dass das Tropfen nicht mehr beobachtet werden kann. Dasselbe gilt für Injektionen in das Latex-Stück oder über einen Mehrwegehahn.

Auch hierbei muss sichergestellt werden, dass die Injektionslösung nicht rückwärts in das Schlauchsystem fließen kann.

Laufen Kurzinfusionen (z. B. Antibiotika aus 50-ml-Flaschen) über ein Mehrwegesystem gleichzeitig mit anderen Infusionen, so ist besonders darauf zu achten, dass die vorgeschriebenen (kurzen) **Infusionszeiten** eingehalten werden. Geschieht das nicht, so kann dies dazu führen, dass die erforderlichen Blutspiegel nicht erreicht werden können. Häufig ist es vorteilhaft, derartige Kurzinfusionen über einen separaten venösen Zugang (z. B. Butterfly) zu verabreichen.

Falls Sie in Ausnahmefällen einen venösen **Zugang** kurzzeitig **abstöpseln** müssen, muss er **vorher** mit **physiologischer Kochsalzlösung durchgespült werden**, so dass keine Infusionsreste in ihm zurückbleiben. Sollte er danach dennoch **verstopft** sein, so muss der Zugang neu gelegt werden und darf **nicht** mit **Gewalt freigespült** werden, da hierdurch im Katheter vorhandene Thromben in die Blutbahn verschleppt werden können.

BERGMANN und VELLAR weisen darauf hin, dass es bei dem gebräuchlichen **Hinzuspritzen** von **Lösungen** in die hängende **Infusionsflasche** zu starken **Konzentrationsschwankungen** kommen kann, wenn die hinzugefügte Lösung nicht sorgfältig mit der Infusionslösung gemischt wird. Dies gilt besonders für Heparin, Insulin und Kaliumchloridlösungen. Insbesondere bei Letzterem kann es unter Umständen zu lebensbedrohlichen **Komplikationen** durch **Herzrhythmusstörungen** kommen.

Alle zusätzlichen Lösungen sind also, Kompatibilität vorausgesetzt, sorgfältig zu mischen, bevor die Infusionsflasche in ihre endgültige Position am Infusionsständer gehängt wird. **Art, Menge und Konzentration der hinzugefügten Medikamente** sind sofort und dauerhaft auf der Infusionsflasche zu **vermerken**.

4.1.4 Schwierigkeiten bei der Infusion

Checkliste für die **Ursachensuche:**
• Stauschlauch nicht gelöst?
• Durchflussregler geschlossen?
• Durchstechdorn der Tropfkammer liegt noch innerhalb des Gummistopfens?
• Infusionsflasche nicht ausreichend belüftet?
  – Belüftungsöffnung der Tropfkammer noch mit Kappe verschlossen
  – Bakterienfilter im Belüftungsteil feucht oder verstopft

- Separater Belüftungsschlauch nicht nach oben geführt, hängt neben der Infusionsflasche herab
- Wände des Infusionsschlauchs miteinander verklebt?
- Schlauch abgeknickt?
- Größere Luftblasen im System?
- Kanüle nicht durchgängig?
  - Kanülenlumen ist verstopft
  - Kanülenspitze liegt der Venenwand oder einer Venenklappe an
  - Kanülenspitze liegt paravasal
  - Zu kleine Kanülengröße bei hochviskösen Infusionslösungen
- Vene thrombosiert?
- Vene durch zirkulär angebrachtes Pflaster komprimiert?
- Statt der Vene wurde versehentlich eine Arterie punktiert?
- Die Infusionsflasche hängt zu tief?
- Zu viele Infusionen laufen über ein Mehrwegesystem?

4.1.5 Gefahren der Infusionstherapie

Luftembolie

Liegt eine Schlaufe der Infusionsleitung bei einer Schwerkraft-infusion **mindestens 20 cm unter Herzniveau des Patienten**, ist mit großer Sicherheit ausgeschlossen, dass Luft infundiert wird.

MERKE

Die Gefahr einer Luftembolie ist besonders groß, wenn eine Schwerkraft- und eine Pumpeninfusion (z. B. mittels Perfusor®) zusammengeschaltet werden.
Ist der Infusionsbehälter der Schwerkraftinfusion leer, kann es passieren, dass bei gutem Abfluss in die Patientenvene Luft aus dem leeren Infusionsbehälter mitgezogen wird. Durch den im Vergleich zum Fördervolumen der Pumpe größeren Abfluss in die Vene wird Luft angesaugt. Daher sollte der Zusammenfluss deutlich (mindestens 20 cm) unter Herzniveau des Patienten liegen.

- Die Gefahr einer Luftembolie besteht auch durch Ansaugen von Luft durch den negativen Druck in herznahen Venen (V. subclavia, V. jugularis).

❗ Denken Sie an diese Gefahr insbesondere beim Wechseln von Infusionsflaschen oder -bestecken.

Mikroembolie

Mikroembolien können durch Gummispäne aus dem Verschlussstopfen der Infusionsflasche oder durch sonstige Verunreinigungen der Infusionslösung entstehen.

❗ Verwerfen Sie deshalb trübe Lösungen und verwenden Sie, zumindest bei Bluttransfusionen oder bei der Infusion makromolekularer oder hochkonzentrierter Lösungen, ausschließlich Schlauchsysteme mit eingebautem Mikrofilter.

Im venösen Zugang liegende Thromben können beim „Freispülen" verstopfter Punktionskanülen ebenfalls Mikroembolien verursachen.

Bakterielle Kontamination

Gerade Infusionen, die in der Regel ja über einen längeren Zeitraum laufen, spielen als Quelle für bakterielle Infektionen eine wichtige Rolle.
Mögliche Folgen sind eine Thrombophlebitis oder, besonders bei abwehrgeschwächten Intensivpatienten, eine lebensbedrohliche Kathetersepsis.
Häufige **Kontaminationsquellen** (nach DASCHNER):
- Fehlende Händedesinfektion
- Unsteriles Anbringen des Infusionssystems
- Verwendung von Belüftungssystemen ohne bakteriendichte Filter
- Unsteriles Zumischen von Arzneimitteln oder Elektrolytlösungen
- Unsterile Injektionen in das Latexstück des Infusionsschlauchs
- Diskonnexion des Schlauchsystems zur Messung des zentralen Venendrucks
- Diskonnexion des Schlauchsystems zur Blutentnahme für Laboruntersuchungen

Regeln zur Vermeidung bakterieller Kontaminationen von Infusionslösungen

- Desinfizieren Sie vor jeder Manipulation am Infusionssystem gründlich die Hände.
- Achten Sie beim Anschluss des Infusionssystems auf strenge Sterilität.
- Fügen Sie der Infusion Arzneimittel oder Elektrolytlösungen nur unter sterilen Kautelen hinzu. Punktieren Sie hierzu steril den Gummistopfen, bevor Sie das Schlauchsystem anschließen.
- Spritzen Sie Zusatzlösungen auf keinen Fall mit einer Injektionskanüle nachträglich von oben in die hängende Infusionsflasche (fehlende Sterilität, unklares Verteilungsvolumen, kontaminiertes System durch das Einstichloch)!
- Wenn möglich, sollten Medikamente über einen separaten venösen Zugang oder über ein Mehrwegesystem verabreicht werden und nicht der Infusion zugemischt werden.
- Wechseln Sie Infusionslösungen, denen Medikamente oder andere Lösungen zugemischt wurden, nach spätestens 12 Stunden. Bei Langzeitpatienten wechseln Sie das gesamte Infusionssystem nach spätestens 24 Stunden.
- Tauschen Sie beim Wechsel eines Zentralvenenkatheters das Infusionssystem grundsätzlich gegen ein neues aus.
- Entnehmen Sie Blut für Laboruntersuchungen möglichst getrennt und nicht aus dem venösen Zugang der Infusion.
- Verwenden Sie, z. B. bei Kurzinfusionen, möglichst Metall- und keine Plastikkanülen als venösen Zugang. Durch die konische Form der Plastikverweilkanülen ist die Punktion für den Patienten immer schmerzhafter als mit den dreidimensional angeschliffenen Spitzen von Metallkanülen.

Unverträglichkeit (Inkompatibilität) unterschiedlicher Infusionslösungen

Eine besondere Gefahr bei der Zubereitung von Infusionslösungen besteht in der Mischung inkompatibler Lösungen (→ Kap. 4.1.7).

> **BEACHTE**
>
> Zu folgenden Lösungen sollten Sie nie andere Medikamente zumischen oder zuspritzen: Blut, Blutderivate, Aminosäurelösungen, Fettemulsionen, Osmotherapeutika, konzentrierte Elektrolytlösungen.

Falls Sie verschiedene Lösungen in ein und derselben Infusion miteinander mischen, müssen Sie sich deshalb in jedem Einzelfall davon überzeugen, dass die vorgesehenen **Lösungen** auch tatsächlich **miteinander kompatibel** sind und nicht etwa ausfallen oder sich in ihrer Wirkung gegenseitig beeinträchtigen.

! Achten Sie auf die Kompatibilität auch bei der Verwendung verschiedener Infusionslösungen am Mehrwegesystem.

4.1.6 Mischen von Lösungen

Ein Problem, dem sicher noch nicht die notwendige Bedeutung beigemessen wird, ist die **Wechselwirkung** von **Arzneimitteln** bei deren Zusatz zu Infusionen.
Prinzipiell ist hierbei zu unterscheiden zwischen:

- **Mischspritze**, bei der verschiedene Injektionslösungen in einer Spritze vermengt und anschließend gemeinsam injiziert werden. Hierbei ist die Konzentration der zugeführten Medikamente hoch, im Einzelfall kann es zu ausgeprägten pH-Verschiebungen bei der durch das geringe Volumen eingeschränkten Pufferkapazität kommen.
- **Mischinfusion**, einer Arzneimittelkombination, die entweder durch Mischen der Medikamente mit dem Gesamtvolumen einer Infusionslösung oder durch das **Hinzuspritzen** in das Schlauchsystem einer laufenden Infusion entsteht.
- **Infusionsmischung**, einer gleichzeitigen Applikation zweier oder mehrerer Infusionslösungen über ein gemeinsames Verbindungsstück.
- **Mischlösung**, bei der mehrere verschiedene Infusionslösungen vor ihrer Applikation in einem Mischbeutel zusammengefügt werden. So werden z. B. Antibiotika, Schmerzmittel, H_2-Rezeptoren-Blocker, Insulin und Gerinnungshemmer direkt der

Infusionslösung zugesetzt und mit dieser gemischt dem Patienten über einen längeren Zeitraum zugeführt.

- **Trägerlösungen**, als Trägerlösungen eignen sich zum Beispiel:
  - 5 %ige Glucoselösung
  - 5 %ige Fructoselösung
  - 5 %ige Sorbitlösung
  - 5 %ige Xylitlösung
  - 0,9 %ige Natriumchloridlösung
  - Ringerlactatlösung

Obwohl kaum praktikabel, wird von einzelnen Autoren nicht zu Unrecht die Ansicht vertreten, dass es sich bei der Herstellung von Infusions-Mischlösungen um eine pharmazeutische Tätigkeit handelt, die nur in einer Apotheke und nur von einem approbierten Apotheker durchgeführt werden darf. Dies gilt zumindest dann, wenn Mischlösungen nicht individuell für einen Patienten zur unmittelbaren Infusion hergestellt werden. Auch aus haftungsrechtlichen Gründen sollte deshalb die Herstellung von Infusionsmischungen nach Möglichkeit vermieden oder der klinikeigenen Apotheke überlassen werden.

4.1.7 Inkompatibilitäten und Interaktionen

Inkompatibilitäten liegen vor, wenn in einem Arzneigemisch schon vor dessen Anwendung am Patienten durch physikalisch-chemische Reaktionen Veränderungen eintreten, die es für eine Verabreichung ungeeignet machen.

Von **Interaktionen** hingegen spricht man bei Wechselwirkungen von Arzneistoffen im und mit dem Organismus nach deren Applikation.

PRAXIS

Um unerwünschte Wechselwirkungen möglichst zu vermeiden, sollten Sie auf folgendes Vorgehen achten (mod. nach C. E. HIPWELL, 1986):

- Wann immer möglich, geben Sie Medikamente getrennt.
- Vermeiden Sie Mischspritzen und Mischinfusionen.
- Halten Sie sich unbedingt an die Empfehlungen der Hersteller.

- Verwerfen Sie Mischungen mit makroskopisch sichtbaren Veränderungen. Benutzen Sie daher lieber Glas- als Plastikflaschen, um Mischungen herzustellen (bessere Transparenz).

- Vermeiden Sie unnötig lange Kontaktzeiten der Mischungsbestandteile.

- Mischen Sie nie Lösungen mit großen pH-Unterschieden.

- Verwenden Sie einfach zusammengesetzte Trägerlösungen.

- Vermeiden Sie die Zumischung von mehr als einem Medikament.

- Mischen Sie das erste Medikament mit der Trägerlösung, bevor Sie ein weiteres zusetzen.

- Verwenden Sie zubereitete Medikamentenmischungen oder Mischinfusionen sofort.

- Vermischen Sie zuerst zugesetzte Elektrolytlösungen, dann Medikamentenzusätze.

- Fragen Sie in Zweifelsfällen Ihren Apotheker.

! Zu folgenden Lösungen sollten Sie nie andere Medikamente zumischen oder zuspritzen: Blut, Blutderivate, Aminosäurelösungen, Fettemulsionen, Osmotherapeutika, konzentrierte Elektrolytlösungen.

Wirkungsverluste

Einige Medikamente werden so stark an Plastikschläuchen (besonders PVC) adsorbiert, dass klinisch bedeutsame **Wirkungsverluste** resultieren können, z. B. Clomethiazol (Distraneurin®), Diazepam, Heparin, Insulin, Isosorbiddinitrat, Lidocain, Nitroglycerin.

Vor **Licht** müssen folgende Medikamente **geschützt** werden: Amphotericin B, Folsäure, α-Liponsäure, Nifedipin, Nitroglycerin, Vit. B_2 (Riboflavin), Vit. B_6 (Pyridoxin), Vit. C (Ascorbinsäure).

4.1.8 Infusionspumpensysteme

Besonders unter Bedingungen der Intensivmedizin, aber auch bei der Langzeitgabe hochwirksamer Pharmaka haben sich Infusionspumpensysteme in den letzten Jahren zunehmend durchgesetzt. Die Vielfalt der Geräte und Systeme macht es unmöglich, im Rahmen dieses Kompendiums auf sämtliche Vor- und Nachteile sowie die möglichen Gefahren einzugehen, die diese modernen Techniken mit sich bringen.

Umso wichtiger ist es, sich die Grundproblematik deutlich zu machen und, wo immer möglich, die praktische Anwendung dieser Geräte in „Trockenkursen" zu üben, um festzustellen, wie sich Fehlbedienungen auswirken. Wir wollen hier stellvertretend einige grundsätzliche Fragen anschneiden, die für die Mehrzahl der heute verwendeten Geräte zutreffen.

Hinsichtlich des **Bautyps** werden **folgende Systeme** unterschieden:
- Tropfenzahlregulierende Infusionspumpensysteme
- Volumenerrechnende Infusionspumpensysteme
- Volumengesteuerte Infusionspumpensysteme
- Spritzen-Infusionspumpen

Infusionspumpensysteme gehören in der Regel zur Gruppe 1 nach den Vorschriften der Medizingeräte-Verordnung (MedGV). Sie dürfen deshalb nur von eingewiesenen Personen unter ärztlicher oder pflegerischer Kontrolle eingesetzt werden.

Der **Anschluss an das Stromnetz** darf nur unter Beachtung **der Vorschriften nach DIN/VDE 0107** erfolgen.

- Die Geräte sind in aller Regel zum Einsatz in explosionsgefährdeter Umgebung weder geeignet noch zugelassen.
- Bevorzugen Sie Infusionspumpensysteme mit Folientastatur und eindeutigem Druckpunkt sowie akustischem Feed-back der Tastatureingaben.
- Spritzwassergeschützt heißt nicht wasserdicht. Auch moderne Geräte mit Folientastaturen dürfen nicht übermäßiger Feuchtigkeit ausgesetzt werden.
- Vermeiden Sie Infusionspumpensysteme, bei denen die Förderrate während des Betriebs ohne Auslösen der Alarmfunktion verändert werden kann.
- Beachten Sie, dass die Alarmsysteme der gängigen Infusionspumpensysteme paravasale Infusionen nicht erkennen.
- Bevorzugen Sie Infusionspumpensysteme, bei denen die Alarmfunktion kurzfristig abgeschaltet werden kann, ohne das Alarmkabel zu entfernen. Häufig wird das Wiederanschließen des Kabels nach Arbeiten am Gerät sonst vergessen.

Die Alarmfunktion sollte sich nach vorgegebener Zeit automatisch wieder einschalten, sofern das Gerät weiter in Betrieb bleibt.

- Bevorzugen Sie Rollenpumpen, bei denen bei Öffnen der Pumpentür eine mechanische Durchflusssperre wirksam wird. Dies verhindert ein unkontrolliertes Weiterfließen der Infusionslösung bei vollständig geöffneter Rollenklemme am Infusionsschlauch.
- Verwenden Sie fünfbeinige Infusionsständer.

BEACHTE

Überprüfen Sie:
- System auf Sauberkeit und Vollständigkeit
- Netzkabel sowie das Verbindungskabel zur Personenrufanlage auf makroskopisch erkennbare Defekte, z. B. in der Isolierung
- Alarmfunktion
- Führen Sie, soweit vorhanden, einen Selbst-Check durch

Beim Einsatz von Infusionspumpensystemen ist zu beachten:
- Verlegen Sie Infusionsleitungen knickfrei.
- Verschrauben Sie Schraubverbindungen (z. B. Luer-Lock) und stecken Sie sie nicht nur.
- Beseitigen Sie Luft oder Spiel vor der Verbindung des Systems mit dem Patienten.
- Verwenden Sie nur ausdrücklich für das betreffende Gerät zugelassenes Originalzubehör.
- Beachten Sie bei Rollenpumpen die Pumprichtung beim Einlegen des Infusionsschlauches in die Pumpe.
- Verwenden Sie Rollen- und Peristaltikpumpen wegen der damit verbundenen Hämolysegefahr nicht für Bluttransfusionen.
- Öffnen Sie die Rollklemme am Infusionsschlauch vor Inbetriebnahme der Infusionspumpe.

BEACHTE

Öffnen Sie die Rollklemme auf keinen Fall nachträglich, falls Sie dies zu Beginn vergessen haben. Es kann sonst zu unkontrollierbaren Bolusinjektionen kommen, wenn sich vor der geschlossenen Rollklemme ein höherer Druck aufgebaut hat.

Beachten Sie zudem die **Gefahr der Bolusinfusion** nach Infusionsstopp aus anderer Ursache, z. B. durch Knick in der Infusionsleitung, Kompression der Leitung von außen oder vorübergehender Verlegung des venösen Zugangs zum Patienten.
Diese Gefahr einer Bolusinjektion wächst bei:
- hochwirksamen oder hochkonzentrierten Medikamenten
- längerer Stoppdauer
- langsamer Infusionsgeschwindigkeit
- hohem maximalem Förderdruck der Pumpe
- hohem Grenzdruck zur Auslösung der Alarmfunktion
- elastischen Infusionsschläuchen

Wechseln Sie Infusionsspritzen nach Entleerung, Schlauchsysteme nach spätestens 24 Stunden.
Bedenken Sie, dass auch eine optimal eingestellte **Alarmfunktion** immer einen Kompromiss darstellt: Liegt die Alarmschwelle **zu hoch**, droht dem Patienten Gefahr, weil sie auch im Störungsfall nicht oder zumindest nicht rechtzeitig anspricht. Liegt die Alarmschwelle **zu tief**, führen auch für die Patientensicherheit nicht relevante Schwankungen bei der Infusionssteuerung zu Fehlalarmen. Dies mindert die Reaktionsbereitschaft des Pflegepersonals, da die Pumpe „ja eh immer spinnt" und führt in vielen Fällen zum Abschalten der Alarmfunktion überhaupt.
Beachten Sie, dass besonders bei tropfenzahlgesteuerten Infusionspumpensystemen das tatsächlich abgegebene **Volumen** wesentlich von der Tropfengröße abhängt.
Wichtige **Einflussgrößen** hierfür sind:
- Konstruktion der Tropfkammer, z. B. die Größe der Abtropffläche
- Tropfgeschwindigkeit; je größer die Tropfenzahl pro Minute, desto größer der Einzeltropfen
- Neigung der Tropfkammer; achten Sie deshalb auf deren senkrechte Einstellung
- Viskosität der Infusionslösung

- Oberflächenspannung der Infusionslösung
- Temperatur

Als **Folge** der genannten Faktoren resultieren **Abweichungen der infundierten Menge** bei tropfenzahlgesteuerten Infusionspumpensystemen von bis zu 10 % des eingestellten Volumens.

4.1.9 Parallelinfusionen

Unter Parallelinfusionen wird die gleichzeitige Gabe von mehreren Infusionen, die zusammengeführt und über einen Zugang in ein Gefäß gegeben werden, verstanden.

Neben Inkompatibilitäten gibt es eine Reihe von Gefahren, die ich kurz aufführen möchte.

MERKE

Die Verwendung von Infusions(spritzen)pumpen bedeutet nicht automatisch mehr Sicherheit. So sinnvoll sie zur genauen Dosierung sein können, bergen sie auch spezielle Gefahren.

Gefahren

Besonders anfällig sind Kombinationen aus Schwerkraft- und Pumpeninfusionen. Verwenden Sie die Kombination nur, wenn eine häufige Überwachung möglich ist.

Ist der Abfluss gestört (z. B. abgeknickte Infusionsleitung), kommt es bei Kombination von Pumpen schnell zum Druckanstieg und – wenn der Widerstand nicht überwunden werden kann – zum Alarm. Ist dagegen gleichzeitig eine Schwerkraftinfusion angeschlossen, kann es sein, dass die Pumpe gegen den kleineren Widerstand in den Schwerkraftinfusionsbehälter hineinpumpt: Wichtige Medikamente erreichen den Patienten nicht, ein Alarm wird nicht ausgelöst.

Im Übrigen kann bei paravasaler Lage der **hohe Förderdruck** der Pumpe **schwerwiegende Folgen** haben:

- Medikamentenbolus
- Laufen eine Infusionspumpe mit hoher Förderrate und eine Schwerkraftinfusion über einen gemeinsamen Schenkel, kann

ein Sog entstehen, der die Schwerkraftinfusion schneller als eingestellt entleert.
- Infusion von Luft (→ Kap. 4.1.5)

Sicherheitsmaßnahmen

Überschätzen Sie die Überwachungsfunktion der Pumpen nicht; z. B. kann bei kleinen Fördermengen die Verzögerungszeit bis zum Alarm 1 Stunde betragen.
- Die Infusionsleitung sollte in einem Bogen mindestens 20 cm unter dem Herzniveau des Patienten liegen, um Luftinfusionen zu vermeiden.
- Wählen Sie nicht zu kleine Förderraten, da der Alarm sonst eventuell zu spät ausgelöst wird.
- Werden mehrere Pumpen kombiniert, stellen Sie bei einem Gerät die Alarmschwelle für einen Druckanstieg möglichst niedrig ein.
- Nutzen Sie Überwachungsgeräte für Schwerkraftinfusionen und Rückschlagventile, die einen retrograden Fluss in die Schwerkraftinfusion verhindern.
- Hat ein Patient einen Mehrlumenkatheter oder mehrere venöse Zugänge, verteilen Sie die Infusionen auf verschiedene Lumina oder Zugänge. Parallelinfusionen allein rechtfertigen allerdings keinen Mehrlumenkatheter.

4.2 Das Legen von Venenverweilkanülen

Sollen Medikamente über längere Zeit zugeführt werden, beispielsweise als Infusion oder mit dem **Perfusor®**, so besteht bei der Verwendung **starrer Stahlkanülen** insbesondere bei Kindern oder unruhigen Patienten die **Gefahr** des **Durchstechens der Vene**.
Für diesen Zweck hat sich die Verwendung **flexibler Plastik- oder Teflonkanülen** bewährt, deren Stahlmandrin nach erfolgter Venenpunktion entfernt wird. Der bekannteste Vertreter dieses Kanülentyps ist die sogenannte **Braunüle®**, die im Folgenden stellvertretend für ähnliche Systeme besprochen werden soll.

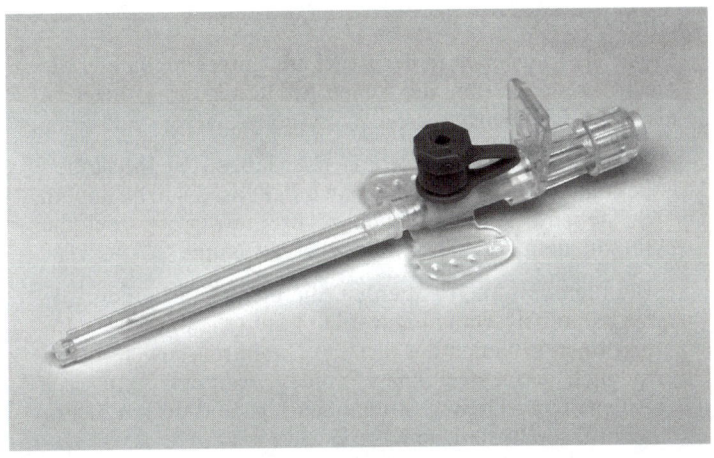

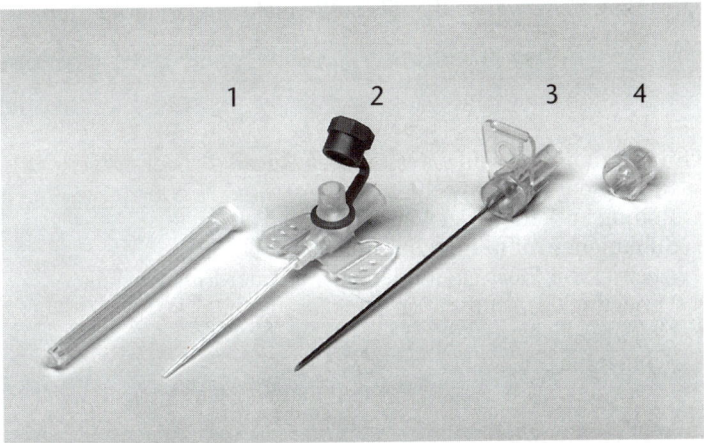

Abb. 4.2 Aufbau einer Venenverweilkanüle: a) zusammengesetzte Braunüle®; b) Einzelteile: 1: vordere Schutzkappe, 2: Außenkanüle aus Plastik oder Teflon, 3: Stahlinnenkanüle, 4: hintere Schutzkappe.

Legen Sie Infusionen in der Regel am Unterarm, da hier die mechanische Reizung der Venen bei Bewegung geringer ist als in der Ellenbeuge.

- Falls Patienten vorhersehbar über lange Zeit Infusionen bekommen müssen, sollte man möglichst distal beginnen. So stehen bei einer möglichen Thrombosierung noch die proximalen Gefäßabschnitte zur Verfügung.

- Bei nierenkranken Patienten, die unter Umständen später hämodialysepflichtig werden könnten, müssen Sie Injektionen in Venen des distalen Unterarms soweit irgend möglich vermeiden. Diese werden eventuell später zur Anlage eines Dialyse-Shunts benötigt und dürfen hierzu nicht thrombosiert sein.

- Eine Venenverweilkanüle sollte nicht länger als 48 Stunden liegen.

Gründe zum **Wechseln** eines **venösen Zugangs** (nach DASCHNER):
- Rötung der Einstichstelle
- Rötung im Verlauf der Vene
- Subkutanes Infiltrat an der Einstichstelle
- Austritt von Flüssigkeit oder Eiter aus der Einstichstelle
- Verlegung des venösen Zugangs
- Unklares Fieber
- Schmerzen

4.2.1 Braunüle®

Die Auswahl der Vene, Vorbereitung und Desinfektion sowie Anlegen des Stauschlauchs entsprechen der intravenösen Injektion (→ Kap. 2.9). Zusätzlich sind Befestigungspflaster und alles, was zu einer Infusion gehört (→ Kap. 4.1.3), bereitzustellen.

Das **Legen einer Braunüle** (Abb. 4.2) ist wesentlich **schmerzhafter** als das Einstechen einer gewöhnlichen Injektionskanüle. Bei dicken Braunülen oder empfindlichen Patienten sollten Sie deshalb eine Intrakutanquaddel mit Lokalanästhetikum an der gewünschten Injektionsstelle setzen. Zusätzlich ritzen manche Kollegen die oberste Hautschicht noch mit Hilfe einer Lanzette an.

Nehmen Sie die Braunüle® wie in der Abbildung 4.3 zu sehen ist, in die Hand. Mit der anderen Hand spannen und fixieren Sie die Haut distal der Einstichstelle.
Für die **Punktion** sind **zwei Vorgehensweisen** üblich:

- Bei der **direkten Venenpunktion** wird die Haut durchstochen und in einem „Rutsch" die Vene gleich punktiert (Abb. 4.4a). Dabei kann es passieren, dass die Vene weggleitet oder durchstochen wird.

- Bei der **indirekten Venenpunktion** wird die Vene nach dem Durchstechen der Haut erst mit einem zweiten Vorschieben punktiert (Abb. 4.4b). Das zweizeitige Vorgehen empfiehlt sich **bei sehr derber Haut, dünnen Venen** (die „aufgefädelt" werden müssen) und **schlecht tastbaren, tief liegenden Venen**. Die Haut wird zügig in einem Winkel von 45° durchstochen. Die Vene wird flacher (ca. 30°) punktiert.

- Sobald die Braunülenspitze intravasal liegt, wird Blut durch die Braunüle in die hintere Plastikschutzkappe fließen.
  Schieben Sie die Braunüle dann noch 2–3 mm vor.

- Lösen Sie den Stauschlauch, sobald Sie sicher sind, dass die Kanüle intravasal liegt. Unnötig langes Stauen vergrößert die Gefahr paravasaler Hämatome und kann die Laborwerte in der entnommenen Blutprobe verändern.

- Halten Sie das Plastikteil der Braunüle mit der einen Hand fest und ziehen Sie den Stahlmandrin (nur diesen, nicht die ganze Braunüle!) ca. 5 mm zurück, so dass dessen Spitze vollständig innerhalb des Plastikteils liegt. So hilft er einerseits, die flexible Plastikkanüle beim weiteren Vorschieben zu versteifen, kann aber andererseits die hintere Venenwand nicht mehr perforieren.

- Schieben Sie die Braunüle am Plastikteil (!) in die endgültige Lage in der Vene vor.

- Entfernen Sie nun den Stahlmandrin vollständig. Um ein Ausfließen des Blutes aus der Braunüle zu verhindern, können Sie die Vene von außen mit dem Finger komprimieren, und zwar an der Stelle, an der Sie das Ende des Plastikschlauches in der Vene tasten.

- Schließen Sie nun das Infusionssystem an. Kontrollieren Sie bei langsamer Tropfgeschwindigkeit, ob die Braunüle tatsächlich intravasal liegt.
- Befestigen Sie die Braunüle mit Pflasterstreifen.

Tipps bei schlecht tastbaren Venen → Kap. 2.9.3.

Komplikationen bei liegenden Venenverweilkanülen

- **Thrombophlebitis:** Die Kanüle muss entfernt werden. Auf die Einstichstelle wird ein Heparin-Salbenverband angelegt und das Areal gekühlt, z. B. mit Cool-Pack®.
- **Entzündung der Einstichstelle:** Die Kanüle wird entfernt und ein Salbenverband z. B. mit Polyvidon-Jod-Salbe angelegt.

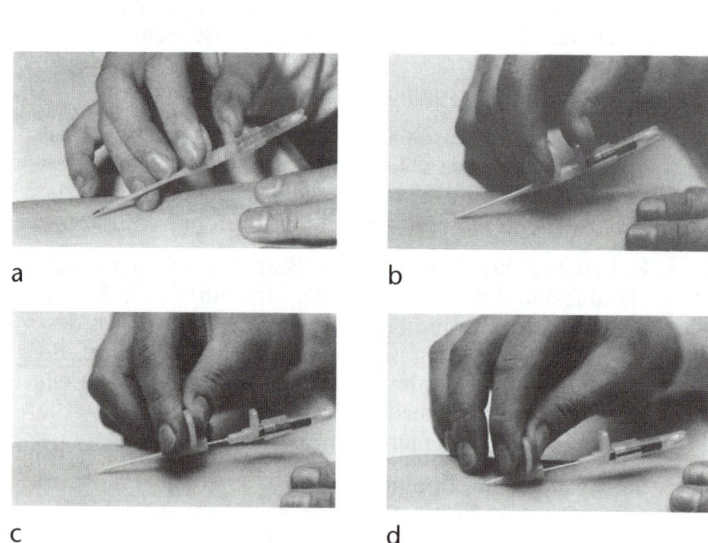

a   b

c   d

Abb. 4.3 Das Legen einer Venenverweilkanüle, z. B. Braunüle®: a) Haltung der Braunüle® vor dem Einstich. b) Die Vene ist punktiert, Blut tritt in die Abschlusskappe. c) Der Stahlmandrin wird ca. 5 mm zurückgezogen. d) Bei zurückgezogenem Mandrin wird die Braunüle® in ihre endgültige Lage vorgeschoben und fixiert.

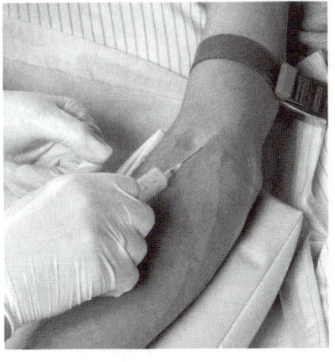
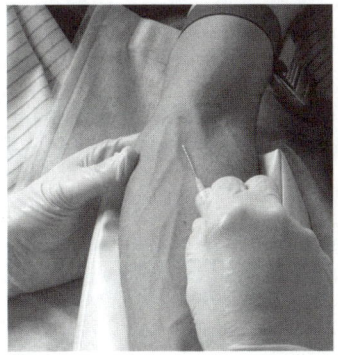

a   b

Abb. 4.4 Venenpunktion: a) direkte Venenpunktion; b) indirekte (zweizeitige) Venenpunktion.

- **Pflasterallergie:** Die Kanüle muss mit antiallergenem Pflaster oder Mullbinden fixiert werden. Unter Umständen wird zusätzlich eine Armschiene angebracht.
- **Hämatombildung:** Therapie wie bei Thrombophlebitis
- **Infusion ist paravenös gelaufen:** Salbenverband und Kühlung des betroffenen Areals

Pflege der Einstichstelle

Alle 24 bis 48 Stunden muss der Verband gewechselt werden, um die Wunde zu reinigen, zu desinfizieren und zu inspizieren. Die Kanüle muss sicher vor dem Herausrutschen fixiert werden. Eventuell kann eine Armschiene angelegt werden.

4.2.2 Zentrale Venenkatheter (ZVK) – Kavakatheter

Zentrale Venenkatheter werden entweder von der V. jugularis (Abb. 4.5a) oder der V. subclavia (Abb. 4.5b) bzw. den Venen der Ellenbeuge bis unmittelbar vor den rechten Herzvorhof vorgeschoben.

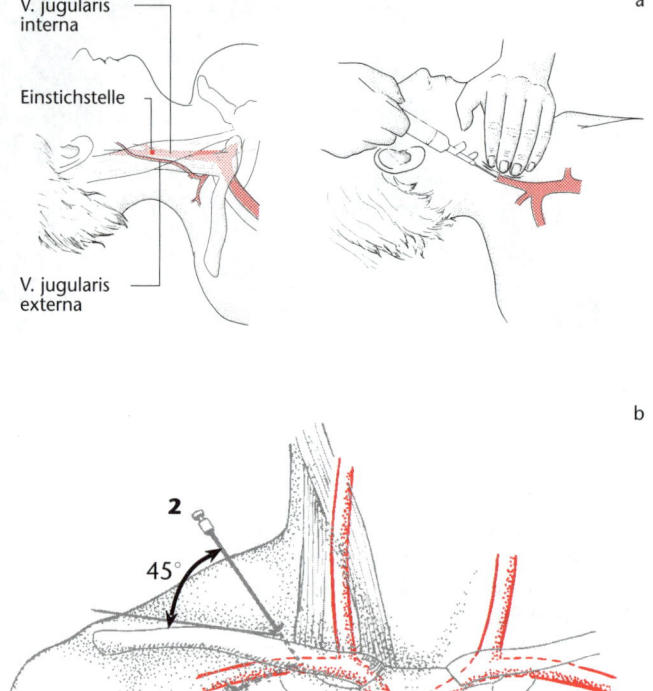

V. jugularis interna

Einstichstelle

V. jugularis externa

a

b

2

45°

1

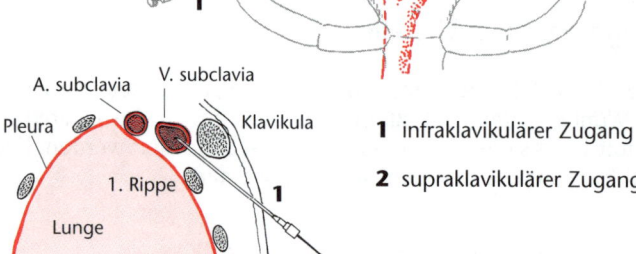

A. subclavia

Pleura

V. subclavia

Klavikula

1. Rippe

Lunge

1

1 infraklavikulärer Zugang

2 supraklavikulärer Zugang

Abb. 4.5 Zentrale Venenkatheter: a) Punktion der V. jugularis int.; b) Punktion der V. subclavia.

Indikation

Die **Indikationen** für einen **zentralen Venenzugang** sind:
- Längerfristige Infusionstherapie
- Applikation von hoch konzentrierten, hyperosmolaren oder im pH-Wert abweichenden Arzneimitteln
- Notwendigkeit der zentralen Venendruckmessung
- Fehlende Möglichkeiten für einen peripheren Zugang
- Dialyse ohne Shunt

Es wird zwischen den peripheren und zentralen Zugangswegen unterschieden:
- Periphere Zugangswege: Vena basilica, Vena cephalica
- Zentrale Zugangswege: Vena jugularis externa und interna, Vena subclavia, Vena brachiocephalica, Vena saphena

---

PRAXIS

Das Einmalpunktions-Set **entsprechend der Indikation und Lokalisation beinhaltet:**

- Schlitztuch

- Anästhetikum (1%iges Lidocain)

- 10 ml 0,9%ige NaCl-Lösung

- 10 ml und 5 ml-Injektionsspritze

- Kanülen

- Dreiwegehahn

- Sterile Tupfer

sowie

- Sterile Handschuhe

- Venenkatheter

- Hautreinigungs- und Desinfektionsmittel

- evtl. atraumatisches Nahtmaterial

- evtl. Skalpell

- Verbandmaterial

Durchführung

Der V. cava-Katheter wird am häufigsten nach der **Seldinger-Technik** gelegt (Abb. 4.6):
- Eine großlumige Kanüle wird in die betreffende Vene gelegt, über die steril der Mandrin in das Gefäß vorgeschoben wird.
- Die Einführungskanüle wird danach entfernt und der Kunststoffkatheter über den Mandrin eingeführt.
- Nach der richtigen Positionierung der Katheterspitze wird der Mandrin gezogen. Anschließend muss der Katheter vor dem Herausrutschen gesichert werden.
- Es folgt der Anschluss an die Infusion.
- Nach der Wundreinigung steriler Verband

Komplikationen

- Arterielle Blutung
- Luftembolie
- Thrombophlebitis
- Pneumothorax

! Nie gegenseitiger Punktionsversuch bei misslungener Punktion ohne vorangehende Röntgenkontrolle → doppelseitige Pneumothoraxgefahr!

- Rhythmusstörungen
- Thrombose

Pflege bei liegendem Venenzugang

Zu den Hauptaufgaben gehören die **Überwachung** der kontinuierlichen Infusionstherapie (der zentrale Venenkatheter darf allenfalls kurzfristig und unter Heparinschutz abgeklemmt oder abgestöpselt werden!) und die **tägliche Inspektion** der Einstichstelle. Dazu gehört ebenfalls ein täglicher, in manchen Kliniken auch an jedem zweiten Tag durchgeführter aseptischer **Verbandwechsel**. Zur besseren Wundinspektion und Fixierung hat sich transparentes Verbandmaterial, z. B. Tegaderm®, bewährt. Der Verbandwechsel soll nicht mit gefärbtem Hautdesinfektionsspray oder routinemäßig mit Polyvidon-Salbe geschehen, da dadurch die Farbe der Haut nicht mehr beurteilbar ist.

1 Gefäßpunktion mit der
Einführungskanüle

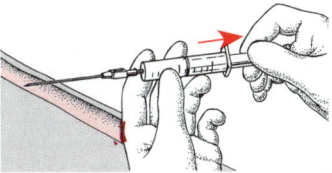

2 Seldinger-Spirale (Guide) durch die
Kanüle in das Gefäß vorschieben

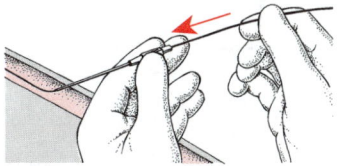

3 Einführungskanüle entfernen; bei einer
Arterienpunktion mit dem Finger
auf die Einstichstelle drücken.

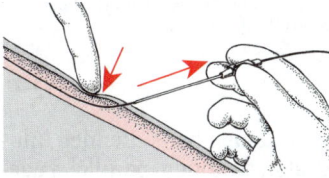

4 Passageerleichterung des Katheters
durch Erweiterung der Einstichstelle
mit einem Skalpell.

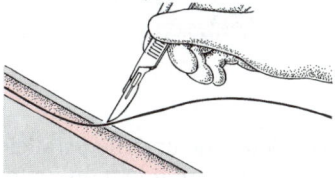

5 Über die Spirale in das Gefäß schieben;
Drehbewegungen erleichtern den
Vorgang.

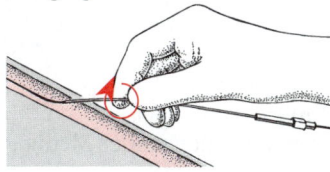

6 Einführungsspirale herausziehen,
während der Katheter in der gewünschten Position gehalten wird.

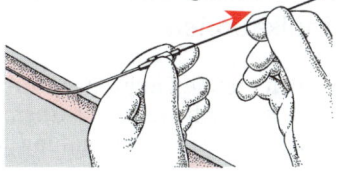

Abb. 4.6 Die Seldinger-Technik.

4.2.3 Implantierbare Portsysteme

Bei Patienten, bei denen über einen längeren Zeitraum, bei
schlechten Gefäßverhältnissen oder gezielt in Gefäße, die über
eine perkutane Punktion nicht zu erreichen sind, Medikamente
verabreicht werden müssen, bietet sich die Implantation eines
Portsystems an (Abb. 4.7).
Hierbei werden in **Lokalanästhesie** oder Kurznarkose sogenannte
Ports subkutan implantiert, deren Silikonmembran dann mit Spe-
zialnadeln punktiert werden kann und die über einen Katheter
mit dem gewünschten Gefäß verbunden werden.
Doppelportsysteme mit zwei getrennten Injektionskammern ermöglichen **Langzeitinfusionen** mit **zusätzlicher** Bolusgabe weiterer

4 Die Infusion

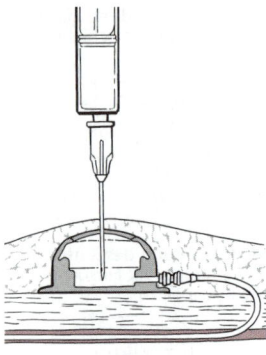

Abb. 4.7 Schematische Darstellung eines implantierten Portkatheters.

Medikamente und die **parallele Blutentnahme** bei laufender Infusion und verhindern Inkompatibilitätsreaktionen parallel zugeführter Medikamente.

Indikationen

* Parenterale Langzeiternährung
* Systemische Langzeit-Chemotherapie
* Längerfristige Anwendung stark venenwandreizender Medikamente
* Längerfristige parenterale Therapie bei schlechten Venenverhältnissen
* Gezielte Organbehandlung, z. B. in der Chemotherapie von Lebermetastasen

Lokalisation

* Intraarteriell (z. B. A. hepatica)
* Intravenös (z. B. V. subclavia dextra)
* Intraperitoneal

Punktion

Da es sich bei den Portsystemen um Fremdkörper aus Titan, Epoxidharz und Silikon handelt und dies eine Keimbesiedelung erleichtert, sind die Regeln der Asepsis besonders streng zu beachten.

PRAXIS

Zuerst wird die Haut über dem Portsystem gereinigt und anschließend deckend mit einem für diesen Zweck zugelassenen Desinfektionsmittel eingesprüht. Die vorgeschriebene Einwirkungszeit (mindestens 30, besser 60 Sekunden) ist unbedingt einzuhalten.

• Anschließend wird das Portsystem unter der Haut getastet – hierbei darf die voraussichtliche Einstichstelle auf keinen Fall berührt werden. Gegebenenfalls sind sterile Handschuhe zu verwenden.

• Der Kopf mit der Silikonmembran wird nun zwischen Zeige- und Mittelfinger der linken Hand fixiert, mit der anderen Hand wird die stanzarme Spezialkanüle senkrecht in das System eingestochen. Dabei ist nach Möglichkeit darauf zu achten, dass, entsprechend dem Injektionsschema bei ständig wiederholten subkutanen Injektionen, die Punktionsstelle der Silikonmembran ständig gewechselt und hierbei auch die außen gelegenen Membranteile einbezogen werden.

• Die Punktionskanüle darf andeutungsweise auf dem Titanboden des Portsystems auftreffen, hierdurch kann eine Injektion am Port vorbei ausgeschlossen werden. Ein Umbiegen der Injektionskanülenspitze durch zu starkes Auftreffen auf den Boden der Portkammer sollte jedoch auf alle Fälle vermieden werden. Solche widerhakenartig umgebogenen Kanülenspitzen fügen dem Patienten beim Herausziehen unnötige Schmerzen zu und verkürzen zudem die Lebensdauer von Silikonmembran und Portsystem.

Da die Silikonmembran des Ports beim Durchdringen der Punktionskanüle ein sehr charakeristisches Gefühl verursacht, ist eine Injektion am Port vorbei bei korrekter Technik nahezu ausgeschlossen.

! Bei sicher innerhalb des Ports gelegener Injektionskanüle sollte auf eine Aspiration verzichtet werden, um
das Verstopfen von Gefäßkatheter oder Portsystem zu
vermeiden. Auch kann zur Vermeidung von Blutgerinn-
seln abschließend Heparin injiziert werden, sofern hierbei keine Inkompatibilitäten mit dem Hauptmedika-
ment zu befürchten sind.

Hickman-Katheter

Beim Hickman-Katheter liegt die **Katheterspitze** in einer **zentralen
Vene**. Der sehr **langlebige Katheter** wird durch einen subkutanen
Tunnel (Infektionsschutz) nach außen geführt. Die Katheter-
außenwand ist so gestaltet, dass Gewebe einwächst und so den
Katheter fixiert. Infusionen können wie an einen zentralen Venenkatheter angeschlossen werden. Der Hickman-Katheter wird
insbesondere im ambulanten Bereich eingesetzt, wenn länger-
fristig ein zentralvenöser Zugang notwendig ist. Er kann allerdings in der Regel nur zweimal gelegt werden, je einmal rechts und
links.
Probleme ergeben sich durch die notwendige Schulung der Personen, die mit dem Katheter umgehen (Angehörige, Gemeinde-
schwestern).

BEACHTE

- Da das außen liegende Katheterende direkte Verbindung
  mit einer zentralen Vene hat, müssen die Regeln der
  Asepsis besonders streng eingehalten werden.

- Denken Sie an die Gefahr einer Luftembolie.

4.3 Die subkutane Infusion

Häufig ist die **intravenöse Infusionstherapie** aus folgenden Gründen **nicht möglich:**
- Die oft brüchigen, schlecht gefüllten Venen sind kaum punk-
  tierbar.

- Bei unruhigen Patienten kommt es zur Perforation durch die Zugangskanüle bzw. zur Reizung der Venenwand mit nachfolgender Phlebitis bei Legen einer Venenverweilkanüle.
- Meist fehlt es an qualifiziertem, im Umgang mit venösen Verweilzugängen geübtem Personal.

In diesen Fällen bietet sich die **subkutane Infusion** als einfach durchzuführende Alternative an.

Indikation

Wichtigste Indikation ist die zunehmende **Exsikkose älterer Patienten**, sei es in der häuslichen Betreuung, sei es im Alten- oder Pflegeheim. Besonders fieberhafte Infekte, akute Durchfallerkrankungen oder sommerliche Hitze können zu akuten Dehydratationszuständen führen, die eine vorübergehende parenterale Flüssigkeitszufuhr notwendig machen.

PRAXIS

Die Arbeitsschritte einer **subkutanen Injektion** sind:

- Desinfizieren der vorgesehenen Punktionsstelle

- Anheben der Bauchhaut von der darunter liegenden Muskulatur

- Legen einer Butterfly-Verweilkanüle in einem Winkel von ca. 45° in das subkutane Fettgewebe

- Fixieren von Verweilkanüle und Ansatzschlauch, am besten mit einem quadratischen Stück Fixomull stretch® o. Ä.

- Anschließen der Infusion. Es eignen sich ausschließlich physiologische Kochsalz-, Ringer-Lactat- oder Vollelektrolytlösungen ohne Zusatz differenter Arzneimittel!

- Infundieren von bis zu 2000 ml Infusionslösung pro 24 Stunden unter Beachtung von Kreatinin-, Harnstoff- und Elektrolytwerte und vorsichtiger Dosierung insbesondere bei herzinsuffizienten Patienten

---

Komplikationen

Ernst zu nehmende Komplikationen sind mit Ausnahme einer
möglichen Überinfusion bei Herzinsuffizienten und Elektrolyt-
verschiebungen bei Patienten mit eingeschränkter Nierenfunktion
(beides ist bei intravenöser Infusion ungleich problematischer)
nicht zu erwarten.

5. Die Bluttransfusion

Im Gegensatz zu allen anderen venös zu verabreichenden Medikamenten, die zumindest in Ausnahmefällen auch durch qualifiziertes Hilfspersonal verabreicht werden dürfen, ist die Bluttransfusion unbedingt und ausnahmslos von einem **approbierten Arzt** durchzuführen!

BEACHTE

Die Blutgruppe muss vor der ersten Transfusion jeweils neu bestimmt werden. Eine Übernahme der Blutgruppe aus einem vorhandenen Notfallausweis ist allenfalls unter Katastrophenbedingungen zulässig, nicht jedoch im Notfall und schon gar nicht im Regelfall.

Blutentnahmen im Rahmen einer Transfusionsvorbereitung dürfen nur in vorher (!) beschriftete Röhrchen erfolgen. **Röhrchenbeschriftung** und **Patientenidentität** sind unmittelbar vor dem Entnahmevorgang nochmals ausdrücklich zu vergleichen.

BEACHTE

Die nachträgliche Beschriftung ist die häufigste Ursache von Verwechslungen! Auch nachträgliche Änderungen der Beschriftung sind nicht erlaubt.

Der **unterschreibende Arzt** trägt in jedem Fall auch dann die alleinige **Verantwortung** für die Identität der Proben, wenn er die Blutentnahme im Ausnahmefall an Schwester oder Pfleger delegiert.
Die Blutabnahme für **Kreuzprobe** und **Blutgruppenbestimmung** sollte im Regelfall von verschiedenen Entnahmevorgängen stam-

men, um eine mögliche Patienten- oder Probenverwechslung ausschließen zu können.

Blutproben für die Kreuzprobe dürfen unter keinen Umständen „auf Vorrat" abgenommen und auf Station gelagert werden.

Eine länger als 72 Stunden zurückliegende Kreuzprobe muss wiederholt werden, da insbesondere bei vorimmunisierten Patienten eine kurzfristige Antikörperbildung möglich ist.

MERKE

Blutkonserven dürfen nur in besonderen Konservenkühlschränken gelagert werden, die kontinuierlich temperaturüberwacht und erschütterungsfrei sind, nicht im normalen Stationskühlschrank.

Der **Transfusionszeitpunkt** ist nach Möglichkeit so zu wählen, dass eine optimale Überwachung des Patienten während der Transfusion möglich ist (möglichst während des regulären Schichtdienstes, **nicht nachts** etc.).

Vor der Transfusion:

- Kontrollieren Sie die Konserve auf äußere Beschädigungen, Luftblasen- oder Gerinnselbildung sowie auf eine rötliche Verfärbung des Überstandes (Hämolyse).
- Erwärmen Sie die Konserve durch rechtzeitige Entnahme aus dem Kühlschrank auf Raumtemperatur. Eine Erwärmung über Raumtemperatur hinaus ist fast nie notwendig und darf ggf. nur mit speziellen Blutwärmegeräten durchgeführt werden. Eine **Erwärmung** im **Wasserbad** ist **nicht zulässig** (Hämolysegefahr!).
- Eine einmal auf Zimmertemperatur **erwärmte Konserve** darf **nicht** nochmals **gekühlt** werden. Sie ist innerhalb von 4 Stunden vollständig zu transfundieren oder zu verwerfen.
- Vergleichen Sie die **Identifikationsnummer** der Blutkonserve mit der Nummer auf dem Konserven-Begleitschein (Kreuzproben-Protokoll).
- Kontrollieren Sie das **Verfallsdatum** der Konserve und stellen Sie sicher, dass die Kreuzprobe nicht länger als 72 Stunden zurückliegt.
- Unmittelbar vor der Transfusion müssen vom **transfundierenden** Arzt (!) nochmals **Konserven- und Empfängeridentität** abgeglichen werden.

Für die Transfusion:

- Nach Möglichkeit sollte ein eigener peripherer Zugang gelegt und nicht ein eventuell vorhandener zentralvenöser Katheter verwendet werden. Wenn unumgänglich, muss der zentral-venöse Zugang vor einer Transfusion mit mindestens 200 ml physiologischer Kochsalzlösung durchgespült werden. Über das Schlauchsystem für die Transfusion dürfen weder Calcium-(Gefahr der Gerinnungsaktivierung) noch Glucose-Lösungen (Hämolysegefahr) verabreicht werden.

- Im Regelfall werden für Bluttransfusionen spezielle Transfu-sionsbestecke mit Standard-Filter von 170–200 μm **Porengröße** nach DIN 58360 TG verwendet.

- Vor jedem Transfusionsvorgang (die unmittelbar aufeinander folgende Transfusion mehrerer Konserven **durch denselben Arzt** gilt als **ein Transfusionsvorgang**) muss ein AB0-Identitätstest (Bedside-Test) durchgeführt werden. Hierfür sind die AB0-Blutgruppen vom Arzt persönlich oder unter seiner direkten (!) Aufsicht mit einer Blutprobe des Patienten zu vergleichen. Bei **Eigenbluttransfusionen** muss diese Blutgruppenbestimmung auch für die Blutkonserve durchgeführt werden. Bei **Fremdblut-konserven** wird dieser Test in der Regel schon durch die ausge-bende Blutbank durchgeführt.

- Das Ergebnis des **Bedside-Tests** wird im Transfusionsprotokoll vermerkt, die selbstklebenden Befundkärtchen des Tests (**nicht** die **Testkärtchen selbst** – Infektionsgefahr!) werden in die Kran-kenakte geklebt.

- Die **eigentliche Transfusion** ist immer durch den **verantwortli-chen Arzt** persönlich **einzuleiten**. Sie muss insbesondere in den ersten Minuten intensiv überwacht werden, um akute Unver-träglichkeiten sofort erkennen zu können. Auch danach ist für eine geeignete Überwachung zu sorgen, der zuständige Arzt muss jederzeit sofort erreichbar sein.

- Alle transfundierten Produkte müssen (auch bei einem even-tuellen Abbruch der Transfusion) mit Konserven- oder Char-gennummer, **Dosis und Datum** in der Patientenakte **dokumen-tiert werden**.

- Transfusionsbeutel sind nach Ende der Transfusion noch für mindestens 24 Stunden bei 4 °C im Stationskühlschrank (nicht im **Konservenkühlschrank**! Legen Sie Transfusionsbeutel und -besteck in einen durchsichtigen Plastikbeutel) aufzubewahren, um auch Spätreaktionen nachverfolgen zu können.

- Bei ambulanten Transfusionen ist für eine **Überwachung** bis mindestens 1 Stunde nach Abschluss der Transfusion zu sorgen.

Besonderheiten bei Transfusionen

Transfusionen müssen mit geringer Tropfgeschwindigkeit begonnen und während der ersten 15 Minuten ununterbrochen überwacht werden.

Zur Verdünnung von Erythrozytenkonzentraten darf ausschließlich physiologische Kochsalzlösung (**keine Ringerlactatlösung!**) verwendet werden. Weitere Medikamente dürfen unter keinen Umständen zugemischt werden.

Nicht akut lebensnotwendige **Transfusionen** sind wegen der schlechteren Überwachungsbedingungen **nicht über Nacht** zu verabfolgen.

Die Patienten sind während der Transfusion gut zuzudecken, um eine eventuelle Transfusionsreaktion nicht mit Frösteln anderer Ursache zu verwechseln.

Blutkonserven dürfen über längere Zeit ausschließlich in speziellen, erschütterungsfrei arbeitenden Konservenkühlschränken gelagert werden. Die vorübergehende Lagerung im üblichen Stationskühlschrank ist allenfalls für den aktuellen Tagesbedarf gestattet.

Leere Transfusionsbeutel sind nach Abschluss der Transfusion noch mindestens **12 Stunden aufzubewahren**, um auch mögliche Spätreaktionen klären zu können.

Transfusionsreaktion

Symptome einer **Transfusionsreaktion** können sein:
- Unwohlsein, Übelkeit
- Beklemmungsgefühl
- Kopfschmerzen
- Hitzegefühl, Schüttelfrost, Fieber

Seltener:
- Tachykardie
- Atemnot bei Bronchospasmus
- Blutdruckabfall bis hin zum Schock

PRAXIS

Gehen Sie bei Verdacht auf eine Transfusionsreaktion folgendermaßen vor:

- Transfusion stoppen

> **!** Venösen Zugang belassen

- Arzt benachrichtigen, Patienten überwachen
- Zur Aufklärung Konserve, Begleitpapiere, Transfusionsbericht und 10 ml Empfängerblut (Serumröhrchen) zur Blutbank schicken
- Nach einer stattgehabten Transfusionsreaktion dürfen weitere Transfusionen erst nach Klärung der Ursache durch die zuständige Blutbank gegeben werden.

Soweit irgend möglich, sollten Fremdbluttransfusionen vermieden und durch Eigenblutkonserven oder Plasmaersatzlösungen ersetzt werden. Die fehlende Aufklärung des Patienten über die Möglichkeit einer Eigenblutspende stellt bei vorhersehbar transfusionsbedürftigen Wahleingriffen einen juristisch vorwerfbaren Behandlungsfehler dar.

> **!** Fremdbluttransfusionen sind die häufigste Ursache einer Hepatitis C.

6. Der anaphylaktische Schock

Ursache eines anaphylaktischen Schocks ist die **Zufuhr körperfremder**, allergen wirkender **Substanzen**.
In der Regel sind dies Polysaccharide, Fremdeiweiße oder Arzneimittel (z. B. Antibiotika, Procain-Lokalanästhetika, Röntgenkontrastmittel, Acetylsalicylsäure).

BEACHTE

Der anaphylaktische Schock ist dosisunabhängig!
Er kann deshalb bei hochsensibilisierten Patienten auch schon nach der Injektion einer minimalen „Probedosis" auftreten.

Die **ersten Symptome** treten in der Regel einige Sekunden bis mehrere Minuten nach Verabreichung des Allergens auf.

MERKE

Meist handelt es sich dabei um:
- Frösteln
- Generalisierten Juckreiz
- Quaddelbildung
- Generalisiertes Ödem
- Beklemmungsgefühl
- Atemnot, Bronchospasmus
- Übelkeit, Erbrechen
- Kopf-, Rückenschmerzen
- Durchfall

Notfalltherapie

Stufe 1:

- Ruhe bewahren! Den Notarzt alarmieren!
- Venösen Zugang legen, nach Möglichkeit mit Venenverweil-kanüle!
- Gabe von H_1- und H_2-Antagonisten (z. B. Clemastin/Tavegil® 2 mg i.v., Ranitidin/Zantic® 50 mg i.v.)

Stufe 2 zusätzlich:

- Volumensubstitution (mehr als 500 ml Ringer-Lactat- bzw. physiologische NaCl-Lösung und/oder kolloidale Plasmaexpander, z. B. HAES)
- Hydrocortison, 100–200 mg i.v. oder Methylprednisolon/Urbason®, 40–80 mg i.v. oder Triamcinolon/Volon A® 80–200 mg i.v.
- Sauerstoff anbieten

Stufe 3 zusätzlich:

- Weitere Volumensubstitution (mehr als 2000 ml Ringer-Lactat-Lösung, 1000 bis 2000 ml HAES)
- Adrenalingabe. Dazu 1 Ampulle mit 1 ml Suprarenin® (Lösung 1:1000) mit 10 ml physiologischer Kochsalzlösung verdünnen, fraktionierte Gabe bis zu messbarem Blutdruck
- Bei Bronchospasmus:
  β_2-Mimetikum (z. B. 2 Hübe Fenoterol als Dosierspray)
  Weitere Steroidgabe (500 mg Prednisolon i.v.)
  Ggf. zusätzlich Theophyllin (200 mg langsam i.v.)
- Bei Larynxödem: Adrenalin-Spray (1 bis 3 Sprühstöße)

Stufe 4 zusätzlich:
Kardiopulmonale Reanimation

! Bei ausgeprägten Zeichen eines anaphylaktischen Schocks sollten Sie die Reihenfolge **Adrenalin vor Glucocorticoid** unbedingt einhalten: Die Adrenalinwirkung beginnt sofort, während Glucocorticoide 20 bis 30 Minuten bis zu ihrer vollen Wirkung benötigen. Das ist bei einem anaphylaktischen Schock eine lange Zeit!

Bei den ersten Anzeichen einer anaphylaktischen Reaktion können Sie, ohne Komplikationen fürchten zu müssen, auch nur ein Antihistaminikum und/oder ein Glucocorticoid injizieren.

┌─ PRAXIS ─────────────────────────────────────┐

Praxistipp

- Richten Sie sich alle benötigten Notfallmedikamente griffbereit in einem besonderen Notfallset, das immer verfügbar sein muss, wenn Sie Eingriffe durchführen, bei denen die Gefahr allergischer Zwischenfälle droht.

- Kontrollieren Sie die Medikamente des Notfallsets regelmäßig auf Verfallsdatum und Vollständigkeit!

- Merke: Wenn Sie im Notfall Probleme mit dem Legen eines venösen Zugangs haben, mag das entschuldbar erscheinen.
  Wenn Sie unnötig lange zögern, den Notarzt zu alarmieren, wird Ihnen dies rechtlich immer als schuldhafte Pflichtverletzung ausgelegt werden.

└───┘

7. Juristische Aspekte

7.1 Juristische Aspekte der Injektion, Infusion und Blutentnahme

7.1.1 Körperverletzung

Nach ständiger Rechtsprechung handelt es sich bei jedem (auch ärztlichen) Eingriff in die körperliche Integrität um eine Körperverletzung. Diese Feststellung gilt auch für sämtliche Injektionen.

> **PRAXIS**
>
> **Juristisch ist es dabei primär nicht von Bedeutung, ob der Eingriff erfolgreich war oder nicht und ob er kunstgerecht oder fehlerhaft durchgeführt wurde.**
> Der betreffende Straftatbestand ist im StGB § 223ff geregelt.

§ 223ff StGB

„(1) Wer einen anderen körperlich mißhandelt oder an der Gesundheit beschädigt, wird mit Freiheitsstrafe bis zu drei Jahren oder mit Geldstrafe bestraft.
(2) Ist die Handlung gegen Verwandte aufsteigender Linie begangen, so ist auf Freiheitsstrafe bis zu fünf Jahren oder auf Geldstrafe zu erkennen."

§ 226a StGB

„Wer eine Körperverletzung mit Einwilligung des Verletzten vornimmt, handelt nur dann rechtswidrig, wenn die Tat der Einwilligung gegen die guten Sitten verstößt."
Ohne auf komplizierte juristische Feinheiten einzugehen, sollen einige grundsätzlich wichtige Überlegungen aufgezeigt werden.

So ist ein Straftatbestand nach § 223 StGB in der Regel immer dann nicht gegeben, wenn eine Heilmaßnahme ohne wesentlichen Substanzverlust (z. B. ohne Körpergewebe zu entfernen) gelungen ist.

Bei Eingriffen, die zu wesentlichen Substanzveränderungen am Körper des Patienten geführt haben oder nicht erfolgreich verlaufen sind, müssen im Allgemeinen bestimmte Voraussetzungen erfüllt sein, um den Straftatbestand einer Körperverletzung auszuschließen.

MERKE

Die Behandlung muss zu Heilzwecken indiziert gewesen sein. Dies kann neben den eigentlich therapeutischen Eingriffen auch für diagnostische oder prophylaktische Maßnahmen gelten, jedoch beispielsweise nicht für experimentelle Eingriffe, rein kosmetische Operationen oder für die Blutentnahme bei Blutspendern.

- Die Behandlung muss kunstgerecht (lege artis), d. h. unter Beachtung der anerkannten Regeln ärztlicher Kunst, durchgeführt werden.

- Der Eingriff muss mit Einverständnis bzw. mit der Einwilligung des Patienten erfolgen.

Die Einwilligung muss frei von Willensmängeln, also freiwillig und nicht aufgrund von Täuschung oder Irrtum erfolgen. Der Patient muss ausreichend über Art sowie Vor- und Nachteile des Eingriffs aufgeklärt werden. Allerdings kann der Patient auch auf eine Aufklärung verzichten.

Die Form der Einwilligung ist unerheblich, sie muss z. B. nicht unbedingt in Schriftform vorliegen, auch wenn dies aus Beweisgründen oft vorteilhaft ist. Allerdings sollte bei mündlicher Einwilligung ein Zeuge anwesend sein.

Fehlt eine der Voraussetzungen, erfüllt der Eingriff den Tatbestand der Körperverletzung, insbesondere bei:

- gesundheitsverschlechternden oder substanzverletzenden Eingriffen
- fehlender Indikation
- nicht kunstgerechter Durchführung oder
- fehlendem Einverständnis des Patienten

Eingriffe, die nicht zu den Heileingriffen gehören (also unter diesem Aspekt nicht indiziert sind), sind dann nicht rechtswidrig, wenn der Patient in den Eingriff einwilligt und dieser nicht gegen die guten Sitten verstößt (§ 226a StGB).

7.1.2 Delegation

Juristische Überlegungen zur Praxis der Injektion werden zusätzlich dadurch kompliziert, dass Injektionen oft nicht durch den Arzt durchgeführt, sondern an nicht ärztliche Mitarbeiter delegiert werden.

Die Vielzahl der hierdurch entstehenden Fragen und Probleme kann in diesem Rahmen nur angedeutet werden. Vieles ist auch unter Juristen umstritten und nach wie vor Gegenstand zahlloser Diskussionen und Beiträge in der Fachpresse.

MERKE

Die Delegation von Injektionen durch den Arzt setzt in Anlehnung an HAHN voraus:

- Weder die theoretische noch die praktische Komplikationshäufigkeit und -schwere des ins Auge gefassten Eingriffs gebietet ärztliches Tätigwerden.

- Der Arzt darf nur an solche Personen delegieren, von denen er eine fehlerfreie Durchführung der zu übertragenden Aufgabe erwarten kann. Er muss sich in jedem Einzelfall dieser Fähigkeiten versichern, kann sich jedoch unter Umständen auf einen klinküblichen Befähigungsnachweis (sog. „Spritzenschein") berufen.

- Der Durchführende muss vom Arzt über Art und Weise der Durchführung, über die Wirkungsweise oder über mögliche Komplikationen ausdrücklich unterrichtet werden.

- Der Arzt kontrolliert eventuell nachträglich die ordnungsgemäße Durchführung des Eingriffs.

Um den delegierenden Arzt, insbesondere in größeren Kliniken mit häufigerem Personalwechsel, von der ständigen neuen Überprüfung des Pflegepersonals hinsichtlich dessen Kenntnis der verschiedenen Injektionstechniken zu entlasten, wurde die Einführung eines schriftlichen Befähigungsnachweises, des sog. „Spritzenscheines", von verschiedenen Seiten empfohlen.

Obwohl dessen juristische Konsequenzen – besonders hinsichtlich der Entlastung des Delegierenden nach Komplikationen – häufig überschätzt werden, kann ein derartiger Befähigungsnachweis in Verbindung mit einer ausführlichen Dienstanweisung wesentlich zu einer Abgrenzung der Kompetenzen beitragen.

Falls derartige Befähigungsnachweise in Kliniken eingeführt sind, müssen Pflegekräfte, die zu einer vom Arzt an sie delegierten Injektion nicht ausdrücklich berechtigt sind, diesen von sich aus darauf aufmerksam machen.

7.1.3 Anordnungs-, Durchführungsverantwortung

Der anordnende Arzt trägt grundsätzlich die Verantwortung für durch ihn veranlasste und an Pflegepersonal delegierte Injektionen.

BEACHTE

Eine allgemein gültige Zuordnung der Zulässigkeit bestimmter Injektionsverfahren zu bestimmten Ausbildungsgängen gibt es nur in einer Hinsicht: Bluttransfusionen dürfen nur durch approbierte Ärzte durchgeführt werden.

Für subkutane und intramuskuläre Injektionen ist in der Regel davon auszugehen, dass examiniertes Pflegepersonal hierzu befähigt ist. Insofern genügt für diese Injektionstechniken der beschriebene „Spritzenschein" als Grundlage für alle anordnenden Ärzte, ohne dass diese sich in jedem Einzelfall persönlich von den Fähigkeiten der Pflegekraft überzeugen müssen. Bei intravenösen Injektionen und Infusionen sind die Anforderungen aufgrund der höheren Komplikationsrate wesentlich größer. Zwar ist die häufig vertretende Auffassung irrig, dass intravenöse Injektionen grundsätzlich nicht durch Pflegepersonal durchgeführt werden dürften. Die intravenöse Injektionstechnik darf von Pflegekräften jedoch nur unter unmittelbarer Anleitung und Aufsicht eines Arztes erlernt werden. Intravenöse Injektionen, Infusionen und Blut-abnahmen dürfen durch den Arzt nur ad personam, d. h. an eine einzelne bestimmte Krankenpflegeperson übertragen werden. Die Anordnung ist schriftlich festzuhalten. Die **Anordnungs**verant-wortung verbleibt in jedem Fall beim delegierenden Arzt, die **Durchführungs**verantwortung geht, sofern die o. g. Bedingungen erfüllt sind, auf die ausführende Krankenpflegeperson über.

BEACHTE

Im Zweifelsfall dürfen und müssen nicht ärztliche Mitar-beiter die Durchführung von Injektionen immer dann aus eigenem Interesse ablehnen, wenn sie sich dieser Aufgabe aus irgendwelchen Gründen nicht vollständig gewachsen fühlen.

7.2 Richtlinien für Impfungen und Blutentnahmen

Literatur

Liste der vom Bundesgesundheitsamt geprüften und anerkannten Desinfektionsmittel und -verfahren (12. Ausgabe) vom März 1994 Liste der nach den „Richtlinien für die Prüfung chemischer Des-infektionsmittel" geprüften und von der Deutschen Gesellschaft für Hygiene und Mikrobiologie als wirksam befundenen Desin-fektionsverfahren. Stand 01. 07. 1994

7.2.1 Richtlinie I

(1) Bei der Vorbereitung und der Durchführung von Impfungen und Blutentnahmen sind die Regeln der Asepsis zu beachten.
(2) Die zur Haut- und Händedesinfektion verwendeten Mittel müssen frei von vermehrungsfähigen Keimen (einschließlich Spo-ren) sein; sie müssen in den oben genannten Listen aufgenommen sein.
(3) Die Ärzte und das Hilfspersonal sollen vor Beginn der Impfung bzw. Blutentnahme und danach sowie vor jedem neuen

Patienten bei der Durchführung einer Reihenimpfung die Hände desinfizieren. Grundsätzlich müssen bei Blutentnahmen Handschuhe getragen werden.

(4) Die Hautstelle, an der die Impfung bzw. Blutentnahme erfolgen soll, ist ebenfalls mit einem geeigneten Desinfektionsmittel zu desinfizieren. Das Desinfektionsmittel soll mindestens 1 Minute auf die Haut einwirken, die vorgeschriebenen Einwirkzeiten der Präparate sind zu beachten.

(5) Für jeden Impfling bzw. Probanden sind eine sterile Kanüle und eine sterile Spritze bzw. eine sterile Lanzette zu benutzen. Die Kanüle darf nur mit steriler Pinzette, Kornzange oder einer anderen Vorrichtung auf den Spritzenkonus aufgesetzt werden.

7.2.2 Richtlinie II

Nach der Impfung bzw. nach der Blutabnahme sind die zur weiteren Verwendung bestimmten Instrumente zu desinfizieren. Hierzu sind ebenfalls Mittel der o. g. Listen zu verwenden. Die Spritzen und Kanülen bzw. das Impfgerät sind durch wiederholtes Aufziehen und Ausspritzen von destilliertem Wasser zu spülen. Die Spritzen bzw. Impfgeräte werden dann zerlegt und die Einzelteile mit einem Tuch gründlich gereinigt. Es empfiehlt sich, nur Impfgeräte zu verwenden, deren Teile sich gut reinigen lassen. Es muss dann eine Sterilisation erfolgen.

7.2.3 Richtlinie III

(1) Der Sterilisation soll eine Funktionsprüfung des Impfbestecks vorangehen. Die Spritzen bzw. die zu sterilisierenden Teile des Impfgeräts, Kanülen, Lanzetten, Pinzetten und Kornzangen müssen in Behältnissen sterilisiert werden, die den Sterilisationsvorgang nicht beeinträchtigen und Sterilität bis zum Impftermin gewährleisten. Grundsätzlich bietet es sich jedoch an, sterile Einmalartikel zu verwenden.

(2) Für die Sterilisation der Instrumente werden folgende Verfahren empfohlen:

- Dampfsterilisation im Autoklaven bei 121 °C oder 134 °C.
  Vor jeder Sterilisation hat eine Desinfektion und Funktionsprüfung zu erfolgen!
  Zur Sterilisation sind die Spritzen zu zerlegen und Mandrine aus den Kanülen zu entfernen. Bei einem Betriebsdruck von 1 atü

entspr. 121 °C beträgt die Abtötungszeit 20 Minuten, bei einem Betriebsdruck von 2 atü entspr. 134 °C 5 Minuten. Der komplette Sterilisationszyklus beträgt bei beiden Verfahren jedoch je nach Bauart des Sterilisators zwischen 55 bis 75 Minuten.

• Heißluftsterilisation bei 180 °C.
Spritzen, die der Heißluftsterilisation unterzogen werden, müssen schwer schmelzbare Dichtungen besitzen. Die Sterilisation wird zweckmäßigerweise in Geräten mit Luftumwälzungen vorgenommen, um eine gleichmäßige Wärmeverteilung im Sterilisierraum und eine schnellere Durchwärmung des Sterilisiergutes zu erzielen.
Die Abtötungszeit beträgt 30 Minuten, gerechnet vom Zeitpunkt, zu dem die zu sterilisierenden Gerätschaften eine Temperatur von 180 °C angenommen haben.

7.3 Abfallbeseitigung

Die Abfallbeseitigung, insbesondere auch die Beseitigung infektiöser Abfälle aus Praxen von Ärzten und Heilpraktikern, ist in mehreren Gesetzen und Verordnungen geregelt, so beispielsweise im

• Kreislaufwirtschafts- und Abfallgesetz (KrW-/AbfG) vom 27. September 1994
• Infektionsschutzgesetz (IfSG) vom 20. Juli 2000
• Merkblatt über die Vermeidung und die Entsorgung von Abfällen aus öffentlichen und privaten Einrichtungen des Gesundheitsdienstes vom Mai 1994 (LAGA-Merkblatt)

Wichtige Neuerung des neuen Kreislaufwirtschaftsgesetzes ist die Betonung der **Abfallvermeidung**. Hierzu sagt § 4 KrW-/AbfG

§ 4 Grundsätze der Kreislaufwirtschaft
(1) Abfälle sind
1. in erster Linie zu vermeiden, insbesondere durch die Verminderung ihrer Menge und Schädlichkeit,
2. in zweiter Linie
a) stofflich zu verwerten oder
b) zur Gewinnung von Energie zu nutzen (energetische Verwertung).
Hinsichtlich der Gefährdung durch Abfälle gilt allgemein § 10 des KrW-/AbfG, der hier auszugsweise zitiert sei:

§ 10 (4) Abfallgesetz

(4) Abfälle sind so zu beseitigen, dass das Wohl der Allgemeinheit nicht beeinträchtigt wird. Eine Beeinträchtigung liegt insbesondere vor, wenn:

1. die Gesundheit der Menschen beeinträchtigt,
2. Tiere und Pflanzen gefährdet,
3. Gewässer und Boden schädlich beeinflusst,
4. schädliche Umwelteinwirkungen durch Luftverunreinigungen oder Lärm herbeigeführt,
5. die Belange der Raumordnung und der Landesplanung, des Naturschutzes und der Landschaftspflege sowie des Städtebaus nicht gewahrt oder
6. sonst die öffentliche Sicherheit und Ordnung gefährdet oder gestört werden.

Gesichert ist jedoch, dass als infektiös dabei insbesondere folgende Abfälle gelten:

- Körperteile und Organabfälle
- Abfälle, die mit Erregern meldepflichtiger, übertragbarer Erkrankungen behaftet sind oder bei denen dies zu befürchten ist.

Für die oben genannten Gegenstände schreibt § 10a des BSeuchG ausdrücklich vor, dass alle zur Abwendung einer möglichen Gefahr notwendigen Maßnahmen zu treffen sind, im Einzelfall auch die Vernichtung der betreffenden infizierten Gegenstände.

Die Gesundheitsämter können hierzu detaillierte Auskünfte erteilen.

BEACHTE

Durch die Vielzahl von Vorschriften soll sichergestellt werden, dass kein gefährlicher oder infektiöser Abfall den Entstehungsort verlässt, ohne vorher entsprechend behandelt worden zu sein.

Grundsätzlich werden die Gefahren, die von üblichem Praxismüll ausgehen, wie z. B. Wund- und Gipsverbände, Einwegwäsche, Einwegartikel oder Einwegspritzen, soweit sie mit Blut, sonstigen Körperflüssigkeiten oder Ausscheidungen in Berührung gekommen sind, auch vom Gesetzgeber gering eingeschätzt. Ausnahmen bilden natürlich die oben genannten „infektiösen" Abfälle. In der

Regel kann deshalb Praxismüll in kleineren Mengen ohne weitere Vorbehandlung dem normalen Hausmüll beigegeben werden.

Besondere Aufmerksamkeit ist dagegen dem Sammeln und Bereitstellen infektiöser Abfälle der Kategorie C, nach dem LAGA-Merkblatt, zu widmen. Diese Abfälle müssen in

- feuchtigkeitsbeständigen
- undurchsichtigen
- verschließbaren
- transportfesten

Sammelbehältnissen bereitgestellt werden.

Nicht alle meldepflichtigen Erkrankungen fallen hierunter, im LAGA-Merkblatt ist hierzu eine definitive Stellungnahme abgegeben worden.

Um Kanülen, Lanzetten, Ampullen und Skalpelle korrekt zu entsorgen, hat es sich in der Praxis bewährt und ist es auch vorgeschrieben, diese Artikel in eigens für diesen Zweck hergestellten Einweggefäßen zu sammeln. Auf keinen Fall dürfen sie ohne besondere Vorsichtsmaßnahmen in die üblichen Plastikmüllbeutel geworfen werden. Dies ist insbesondere deshalb von Bedeutung, weil die meisten Infektionen (z. B. Hepatitis) durch unabsichtliche Verletzung an unsachgemäß entsorgten Kanülen verursacht werden.

Literaturverzeichnis

Abfallgesetz vom 27. 8. 1986

Becker, S.: Zuschlagpflichtig? Wieviel eines Medikaments verbleibt in der Kanüle? Die Schwester/Der Pfleger 8 (1995), 742

Bei Kindern Punktions-Vene nicht lange suchen – Im Notfall intraossär Volumen applizieren, Bericht vom 10. Internationalen Symposium „Intensivmedizin & Intensivpflege", Bremen 2000, in ÄP Nr. 53 (2000), S. 9

Bergman, N., Vellar, I. D.: Potential life-threatening variations of drug concentrations in intravenous systems, The Medical Journal of Australia 2 (1982) 270ff, zitiert in DÄ Nr. 8 (1983), 38

Bernau, A. et al.: Intraartikuläre Injektionen und Punktionen, Deutsches Ärzteblatt 85, Heft 3 (1988), B74–B76

Bohlken, G.: Injektionen, Infusionen, Transfusionen und Blutentnahmen durch das Krankenpflegepersonal, Fortschr. Med. 19, 6 (1980)

Braun-Falco, O., Kienitz, T.: Umschriebene Hautnekrosen nach intramuskulärer Injektion, Münch. med. Wschr. 1515 (1976)

Cockshott, W. P. et al.: Intramuscular or intralipomatous injections?, New Engl. J. Med. 307 (1982), 356

Daschner, F.: Infektionskontrolle in Klinik und Praxis (Antibiotika, Krankenhaushygiene), Baden-Baden, Köln, New York 1981 (Verlag Witzstrock)

ders.: Hygiene auf Intensivstationen, Berlin, Heidelberg, New York 1981 (Springer-Verlag)

ders.: Infektionskrankheiten, 1983 (Springer-Verlag)

Dvorak, J.: Neue Techniken der intramuskulären Injektion, Münch. med. Wschr. 117, 832 (1975)

Fischer, W.: Peripher-venöse Punktion: Risiken und Komplikationen, Deutsch. Ärztebl. 83, Heft 6 (1986), 317–319

Fischer, W.: Zentral-venöse Punktion: Risiken und Komplikationen, Deutsch. Ärztebl. 89, Heft 8 (1986), 470–478

Flegel, Willy A., Kubanek, Bernhard: Vorbereitende Maßnahmen und Dokumentation einer Bluttransfusion, Dt Ärztebl 1995: A-3244–3252 [Heft 46]

Gabka, J.: Injektions- und Infusionstechnik, Berlin, New York 1982 (Verlag de Gruyter)

Gelenkpunktion: 5 Minuten desinfizieren – alles andere reicht nicht, Med. Trib. Nr. 32 (1983), 16

Hahn, P.: Verabreichung von Injektionen durch nichtärztliche Mitarbeiter, Dtsch. med. Wschr. 231 (1983), 231–234

Hansen, H. T.: Praktische ärztliche Untersuchungs- und Behandlungstechnik, Stuttgart, New York 1981 (Thieme-Verlag)

Heilberufe, 35 (1983), Beilage Heft 4

Hentschel, N.: Zur Problematik der Behandlung von Krankenhausabfall, Öff. Gesundh.-Wesen 43 (1981), 117–118

v. Hochstetter, A.: Über die intraglutäale Injektion, ihre Komplikationen und deren Verhütung, Schweiz. med. Wschr. 1226 (1954)

v. Hochstetter, A.: Über Probleme und Technik der intraglutäalen Injektion, Schweiz. med. Wschr. 1138 (1955) und 69 (1956)

Hornig, C., Dorndorf, W.: Kombinierte Nervenschäden und Embolia cutis medicamentosa nach intraglutäaler Fehlinjektion, Dtsch. med. Wschr. 108 (1983), 221–223

Infektionsschutzgesetz (IfGS) vom 20. Juli 2000

Jacobs, P.: i.v.-Injektionen durch das Krankenpflegepersonal – erlaubt oder verboten?:

Folge 1: Kurze Erläuterung der für die Behandlung des Themas wichtigen Begriffe, Die Schwester/Der Pfleger 9 (1983) 697–700

Folge 2: Das Problem der Zulässigkeit von Transfusionen, Infusionen und Blutentnahme durch Krankenpflegekräfte, Die Schwester/Der Pfleger 10 (1983) 772–776

Folge 3: Die intravenöse Injektion durch Krankenpflegekräfte im Spiegel der Meinungen, Die Schwester/Der Pfleger 11 (1983) 856–859

Folge 4: Der aktuelle Stand der Diskussion, Die Schwester/Der Pfleger 12 (1983) 957–961

Folge 5: Schlußfolgerungen und ausgewählte Fälle aus der Rechtsprechung, Die Schwester/Der Pfleger 1 (1984) 22–25

Kaiser, H., Fischer, W.: Techniken der Injektion, München 1982 (Selecta-Verlag)

Ledoux, M., Hakenfort, M.: Behandlungspflege beim intravasalen Katheter, Die Schwester/Der Pfleger 23 (1984), 28–31

Liste der vom BGA geprüften und anerkannten Desinfektionsmittel und -verfahren (12. Ausgabe) vom März 1994

Liste der nach den „Richtlinien für die Prüfung chemischer Desinfektionsmittel" geprüften und von der Deutschen Gesellschaft für Hygiene und Mikrobiologie als wirksam empfundenen Desinfektionsverfahren, Stand 1.7.1994

McCormick, R.D., Maki, D.G.: Epidemiology of needle-stick-injuries in hospital personnel, Amer. J. Med. 70 (1981), 928

Merkblatt über die Vermeidung und Entsorgung von Abfällen aus öffentlichen und privaten Einrichtungen des Gesundheitsdienstes, Mai 1994 (LAGA-Merkblatt)

Müller-Vahl, H., Schliack, H.: Schäden durch intramuskuläre Injektion, Deutsch. Ärztebl. 82, Heft 37 (1985), 2626–2633

Plettenberg, A., Albrecht, D., Lorenzen, T., Stoehr, A.: HIV-PEP – State of the art, Bundesgesundheitsbl – Gesundheitsforsch – Gesundheitsschutz 2000 [Suppl 1] 43: S18–S25

Rossi, L. et al.: Die intramuskuläre Injektion – eine überholte Injektionsart? Schweiz. med. Wschr. 125 (1995), 1477–1482

Sachtleben, P.: Die Crista-Methode der intraglutäalen Injektion, Deutsche Krankenpflegezeitschrift 10 (1983), 567–570

Schell, Werner: Injektionsproblematik aus rechtlicher Sicht, Brigitte Kunz Verlag, Haben, ISBN 3-89495-047-7.

Schindel, H.-J.: Hygienische Gesichtspunkte bei der Beseitigung von Krankenhausabfällen, Öff. Gesundh.-Wesen 44 (1982), 316–318

Schutzimpfung gegen Hepatitis B wird empfohlen, Dtsch. med. Wschr. 107 (1982), 1603–1606

Schwarzmüller, E.: Infusionscocktails, Deutsche Krankenpflegezeitschrift 2 (1987), 105–111

Sefrin, P., Gatzenberger, H.: Die Infusion im Notfall, Der Allgemeinarzt Nr. 2 (1984), 98–102, und Nr. 3 (1984), 220–228

Sohn, W.: Nutzen und Risiken der intramuskulären Injektion, Fortschr. Med. 114 (1996), Nr. 17

Versehentlich intraarteriell injiziert: So vermeiden Sie die Amputation, Med. Trib. Nr. 8 (1984), 47

Winter-Hill, B. et al.: Beobachtungen zur praktischen Durchführung von i.m. Injektionen Glutäalbereich, Pflege Band 3, Heft 2 (1990), 142–145

Wolfart, A.,Ückert, H.: Subkutane und intramuskuläre Injektionen Folge 1–6, Die Schwester/Der Pfleger 2/4/7/9/11 (1994), 2 (1995)

Zeeh, J. et al.: Die subcutane Infusion, Ärzteblatt Thüringen, 11., Nr. 2 (2000), S. 95–98, zitiert in „Bevor Ihr alter Patient vertrocknet – Lassen Sie die Flüssigkeit unter die Haut rieseln!", Med. Trib. Nr. 12 (2000), 39

Sachverzeichnis

A

A. radialis
– Allen-Test 9
Abfallbeseitigung 137
Abfallbeseitigungsgesetz 138
AIDS 18
Alarmfunktion 106
Allen-Test 9
Ampulle
– Brechampulle 29
– Desinfektion 28
Anaphylaktischer Schock 128
– Erstmaßnahmen 129
Anordnung
– Infusion 23
Anordnungsverantwortung
  134
Ansatzkonus 91
Arteria femoralis
– Punktion 10
Arteria radialis
– Punktion 9
Arterialisiertes Kapillarblut
– BGA 5
– Kontraindikationen 5
Aspiration
– intramuskuläre Injektion 56
– intravenöse Injektion 63
– subkutane Injektion 40
Aufklärung
– Eigenblutspende 127
Aufziehen
– Flüssigkeiten dosieren 32
Aufziehkanülen 30

B

Bakterienfilter 93

Belüftungsteil 90
Berechnung
– Infusionsvolumen 95
– Tropfzahl 95
BGA
– arterialisiertes Kapillarblut 5
Blutdruck messen
– intravenöse Infusion 96
Blutdruckmanschette
– intravenöse Injektion 62
– Stauen 62
Blutentnahme
– arterielle 7
– Aufklärung 23
– Delegation 135
– hygienische Richtlinien 135
– venöse 6
Blutentnahme, arterielle 7
– allgemeine Hinweise 8
– Kanülen 8
– Komplikationen 12
Blutentnahme, venöse 6
Blutgruppe
– Transfusion 123
Blutstillung
– intravenöse Injektion 65
Bluttransfusion 123
– Rollen- und Peristaltik-
  pumpen 105
– Transfusionszeitpunkt 124
Blutzuckerbestimmung
– aus Kapillarblut 1
Bolusinfusion 106
– Rollklemme 106
Braunüle 108, 110
Brechampulle
– Ampulle aufziehen 29
– Kennzeichnung 29
– Öffnen 29

C

Chargennummer 25
Checkliste
– Infusion 97
– Medikamente 27

D

Darmbeinknochen
– intramuskuläre Injektion 56
Delegation 133
– Blutabnahmen 135
– Infusionen 135
– Injektionen 134
Desinfektion
– Ampulle 28
– Durchstechflaschen 29
– Hygiene 4
– Infusion richten 93
– Insulininjektion 43
– intraartikuläre Injektion 79
– intramuskuläre Injektion 55
– intravenöse Injektion 63
– Richtlinien 135
– subkutane Injektion 40
Durchflußregler 91
Durchführungsverantwortung 134
Durchstechen der Arterie 12
Durchstechflasche 28
– Desinfektion 29

E

Eigenblutspende 16
Einmalspritzen
– Verpackungen 24
Einstechdorn 90
Einstichstelle
– A. femoralis 10
– A. radialis 9
– arterialisiertes Kapillarblut 5
– i. c. Injektion 38
– i. m. Injektion 45
– i. v. Injektion 59, 61
– s. c. Injektion 38
– venöse Blutentnahme 6
Einverständnis 132
Einwilligung 132
– Form 132
Erstmaßnahmen
– anaphylaktischer Schock 129
– Gelenkinfektion 82
– Nadelstichverletzung 19
– Transfusionsreaktion 126
– versehentliche i. a. Injektion 70
Erythrozytenkonzentrat
– Verdünnung 126
Europäischer Farbcode
– Kanüle 20

F

Fahrtauglichkeit
– intravenöse Injektion 66
Füllmarkierung 91

G

Gefahren
– arterielle Blutentnahme 12
– Bolusinfusion 106
– Durchstechen des Gefäßes 12
– Hämatombildung 12
– intramuskuläre Injektion 58
– subkutane Injektion 42
Gelenkinfektion, Verdacht auf
– Erstmaßnahmen 82

Gelenkpunktion
- Kontraindikation 78
Glasampulle
- Aufbrechen 30
Glassplitter 30

H

Hämatom
- arterielle Punktion 12
- Venenverweilkanüle 113
Handschuhe 17
Hepatitis B
- Immunglobulin 17
- Impfung 17
- Simultanprophylaxe 17
Hepatitis C 18
Hickman-Katheter 120
Hinzuspritzen
- intravenöse Infusion 97
HIV-Infektion 18
- Prophylaxe 18
Hygiene
- Desinfektion 4
- Insulininjektion 43
- Richtlinien 135

I

I. m. Injektion 45
Impfung
- Hepatitis B 17
- hygienische Richtlinien 135
Implantierbare Portsysteme 117
Indikationen
- zentraler Venenkatheter 115
Infektion
- Gelenkinfektion 82
- intraartikuläre Injektion 80

Infektiöse Abfälle 139
Infusion 90
- Aufklärung 23
- Checkliste 97
- Delegation 135
- Inkompatibilität 102
- Interaktion 102
- Kontaminationsquellen 99
- periphervenöse 90
- Prophylaxe 102
- Trägerlösungen 102
- Wechselwirkungen 102
Infusion richten 92
- Bakterienfilter 93
- Desinfektion 93
Infusion, intravenöse
- Blutdruck messen 96
- hinzuspritzen 97
Infusionsbesteck
- Ansatzkonus 91
- Belüftungsteil 90
- Durchflußregler 91
- Einstichdorn 90
- Füllmarkierungen 91
- Latex-Zwischenstück 91
- Tropfkammer 90
Infusionspumpensystem
- Alarmfunktion 106
- Tropfengröße 106
Infusionspumpensysteme 104
Infusionstherapie
- Gefahren 98
Infusionsvolumen
- Berechnung 95
Injektion
- Aufklärung 23
- Delegation 134
- Insulin 43
- intrakutane 36
- intratracheale 73
- Kontraindikation 36
- subkutane 43
- Vorsichtsmaßnahmen 35

Injektion in das Ellbogen-
  gelenk 84
Injektion in das Handgelenk
  85
Injektion in das Hüftgelenk
  86
Injektion in das Kniegelenk
  87
Injektion in das obere Sprung-
  gelenk 88
Injektion, intraartikuläre
– Vorbereitung des Patienten
  79
Injektion, intrakutane 36
– Indikation 36
– Injektionsort 38
– Kanüle 36
– Vorgehen 38
Injektion, intramuskuläre 45
– Aspiration 56
– Crista-Methode, SACHT-
  LEBEN 47
– Desinfektion 55
– Injektion 55
– Kanüle 54
– Kontraindikation 57
– Richten 54
– Schmerzen 55
Injektion, intravenöse
– Aspiration 63
– Blutstillung 65
– Desinfektion 63
– Injektionsort 59
– intraarterielle Injektion 69
– Probeinjektion 64
– Stauen 62
– Thrombophlebitis 69
– Vorgehen 62
Injektion, paravenöse
– Therapie 69
Injektion, subkutane 43
– Aspiration 40
– Desinfektion 40

– Injektionsort 38
– Injektionsschema 42
– Kanüle 42
– Komplikationen 42
– Kontraindikationen 43
– Vorgehen 40
Injektionskanüle
– HIV-kontaminierte 19
– Volumen 34
Injektionsort
– intrakutane Injektion 38
– intravenöse Injektion 59
Injektionsschema
– Insulininjektion 43
– subkutane Injektion 42
Injektionstechnik
– paravenöse Injektion 68
Inkompatibilitäten
– Infusion 102
Insulininjektion
– Desinfektion 43
– Hygiene 43
– Injektionsschemata 43
Interaktion
– Infusion 102
Intraartikuläre Injektion 78
Intramuskuläre Injektion 45
Intraossäre Injektion 76
Intratracheale Injektion 73
– Dosierung 74
– Punktionsstelle 74
Intravenöse Infusion 90
IVAN
– Punktion der A. femoralis
  10

J

Juristische Aspekte
– Abfallbeseitigung 137
– Aufklärung 132
– Einwilligung 131
– Körperverletzung 131

K

Kanüle
- arterielle Blutentnahme 8
- HIV-kontaminierte 19
- intrakutane Injektion 36
- intramuskuläre Injektion 54
- subkutane Injektion 42
- Volumen 34
Kanülenstichverletzungen 26
Kapillarblut
- Blutzuckerbestimmung 1
Kapilläre Blutentnahme 1
Komplikationen
- arterielle Blutentnahme 12
- Durchstechen der Arterie 12
- Hämatom 12, 113
- intraarterielle Injektion 69
- Paravasat 113
- Pflasterallergie 113
- subkutane Injektion 42
- Thrombophlebitis 69
Kontamination
- Zytostatika 71
Kontaminationsquellen 99
Kontraindikationen
- arterialisiertes Kapillarblut 5
- Injektion 36
- intramuskuläre Injektion 57
- subkutane Injektion 43
Kreuzprobe 123

L

Lage, Venenverweilkanüle 110
Latex-Zwischenstück 91
Lichtschutz, Medikamente 103

Literaturverzeichnis 140
Lokalisation der Einstich-stelle
- Quadrantenmethode 50
- ventrogluteale Methode nach v. HOCHSTETTER 46
Lösungen
- Infusionen mischen 101
- Mischlösung 101
- Mischspritze 101
Lösungsmittel
- Medikamente 24

M

Medikamente
- Adsorption an Plastik-schläuchen 103
- Anordnung 23
- Anzeichen für Verfall 27
- Checkliste 27
- Lichtschutz 103
- Lösungsmittel 24
Mini-Spikes 29
Mischen
- unterschiedliche Volumina 35
Mischlösung 101
Mischspritze 101

N

Nadelstichverletzungen
- Erstmaßnahmen 19
- HIV-kontaminierte 19
Notfalltherapie
- anaphylaktischer Schock 129
- intravenöse Injektion 70
- Nadelstichverletzungen 19
- Transfusionsreaktion 126
- versehentliche i. a. Injektion 70

O

Ohrläppchen
– arterialisiertes Kapillarblut 5

P

Paravasat
– Venenverweilkanüle 113
Peel packs öffnen 24
Pflasterallergie 113
Phlebitis
– Prophylaxe 69
– Therapie 69
Portsystem 117
– Punktionen 22
Praxismüll 138
Probeinjektion
– intravenöse Injektion 64
Prophylaxe
– aseptische Muskelnekrose 58
– Hepatitis C 18
– HIV-Infektion 18
– Infusion 102
– Thrombo-Phlebitis 69
Punktion
– A. femoralis 11
– A. radialis 9
Punktion des Ellbogengelenks 84
Punktion von Gelenken 78

R

Rechtsprechung
– Körperverletzung 131
Richten
– intramuskuläre Injektion 54
Richtlinien
– Sterilisation 136
Periphervenöse Infusion 90

S

Schmerzen
– intramuskuläre Injektion 55
Schock
– anaphylaktischer 128
Seldinger-Technik 116
Simultanprophylaxe
– Hepatitis B 17
Spritzenschein 134
Stauen
– Änderung der Laborwerte 7
– Blutdruckmanschette 62
– intravenöse Injektion 62
Sterilisation
– Richtlinien 136
Subkutane Infusion 121
Symptome
– Transfusionsreaktion 126
– versehentliche i. a. Injektion 70

T

Thrombophlebitis
– Prophylaxe 69
– Therapie 69
– Venenverweilkanüle 112
Trägerlösungen 102
Transfusion
– Aufklärung 23
– Besonderheiten 126
Transfusionsreaktion
– Erstmaßnahmen 126
– Symptome 126
Tropfengröße 106
Tropfkammer 90
Tropfzahl
– Berechnung 95

V

Venenkatheter

– zentrale 90
Venenverweilkanüle 108
– Gründe zum Wechseln 110
– Hämatom 113
– Lage 110
– Paravasat 113
– Vorgehen 111
Verpackungen
– Einmalspritzen 24
Vorbereitung
– Infusion 92
Vorbereitung des Patienten
– Desinfektion 79
– intraartikuläre Injektion 79
– Rasieren 79
Vorgehen
– Brechampulle öffnen 29
– Infusion richten 92
– intrakutane Injektion 38
– intravenöse Injektion 62
– Nadelstichverletzungen 19

– Punktion A. femoralis 11
– Punktion A. radialis 10
– subkutane Injektion 40
– Venenverweilkanüle 111
– venöse Blutentnahme 6

W

Wechselwirkungen
– Infusion 102

Z

Zentraler Venenkatheter 90,
113
Zentraler Venenzugang
– Indikation 115
Zentralvenöse Infusionen 90
ZVK 90, 113
Zytostatika
– Kontamination 71

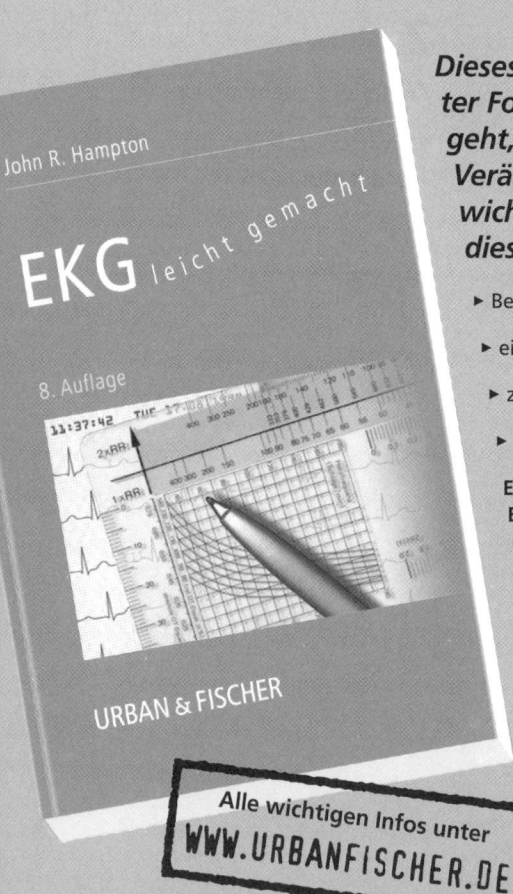
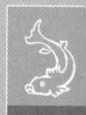

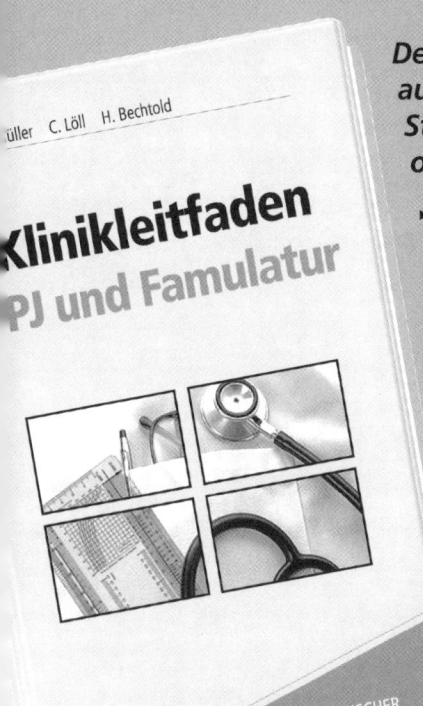